Uwe Kapfer

# KREBS GO
HOME

Friedensverhandlungen
mit Körper, Geist und Seele

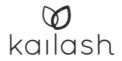

Die in diesem Buch vorgestellten Informationen sind nach bestem Wissen und Gewissen geprüft. Dennoch übernehmen der Autor und der Verlag keinerlei Haftung für Schäden irgendwelcher Art, die sich direkt oder indirekt aus dem Gebrauch der hier beschriebenen Empfehlungen ergeben. Die Ratschläge in diesem Buch ersetzen keinesfalls eine professionelle medizinische Diagnose und Behandlung.

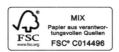

Verlagsgruppe Random House FSC® N001967
Das für dieses Buch verwendete FSC®-zertifizierte Papier
*Munken Premium Cream* liefert Arctic Paper Munkedals AB, Schweden.

1. Auflage
Originalausgabe
© 2014 Kailash Verlag, München,
in der Verlagsgruppe Random House GmbH
Umschlaggestaltung: ki 36, Editorial Design, München, unter Verwendung
zweier Illustrationen von © Mopic/veer und © irin k./veer
Satz: EDV-Fotosatz Huber/Verlagsservice G. Pfeifer, Germering
Druck und Bindung: GGP Media GmbH, Pößneck
Printed in Germany
ISBN 978-3-424-63091-6
www.kailash-verlag.de

*Für mein Inneres Kind*

# Inhalt

Bei dem Wort »Krebs« .......................... 9

## Teil I: Die Vorbereitungen

1 Die Diagnose ........................... 19
2 Die Big Five ............................ 34
3 Der Kampf ............................. 53
4 Die Verbündeten ........................ 74

## Teil II: Die Verhandlungen

5 Im Kriegszustand ....................... 87
6 Das Konzept............................ 97
7 Die Partner............................. 108
8 Das Ziel ............................... 123
9 Die Taktik ............................. 135
10 Die Begegnung......................... 148

| 11 | Die Entwicklung | 175 |
| 12 | Die Entscheidung | 183 |

## Teil III: Die Nachbereitung

| 13 | Im Frieden | 205 |
| 14 | Das Leben | 213 |

Bei dem Wort »Krebs« ................................ 217
Dank ................................................ 219

# Bei dem Wort »Krebs« ...

… denken acht von zehn Menschen sofort an eine todbringende Krankheit. Der neunte denkt an das Sternzeichen, der zehnte an das Tier. Bereits das zeigt die Dimension des Problems: Es gibt kaum eine Krankheit, die so stark mit Angst aufgeladen ist wie Krebs. Zugegeben: Dies nicht ganz ohne Grund. Laut dem Statistischen Bundesamt in Wiesbaden stirbt in Deutschland jeder vierte, der an Krebs erkrankt, auch daran. Aber deswegen gleich voreilige Schlüsse ziehen, sobald die Diagnose ausgesprochen ist? Deswegen gleich resignierend den Kopf in den Sand stecken und dem Krebs kampflos das Feld überlassen? Deswegen gleich schon einmal über den Friedhof schlendern und nach einem geeigneten Platz Ausschau halten? NEIN! AUF GAR KEINEN FALL! Das wäre ein genauso fatales Verhalten, als wenn man sich nicht mehr verlieben beziehungsweise heiraten würde, weil die Statistik besagt, dass jede zweite Ehe in Deutschland auseinanderbricht. Auch sollte man dann besser erst gar nicht bei einem Unwetter vor die Tür gehen, da man ja von einem Blitz tödlich getroffen werden könnte – die Wahrscheinlichkeit liegt bei etwa 1 zu 18 Millionen. Und Lotto spielen? Der totale Quatsch. Die Chance, tatsächlich die begehrten 6 Richtigen aus 49 plus Superzahl zu tippen, liegt bei etwa 1 zu 140 Millionen. »Na und?«, sagen sich dennoch jede Woche über 20 Millionen Deutsche und geben ihren Tippzettel ab. Sie tun dies, weil sie an ihre Chance und an ihr Glück glauben. Und das ist gut so.

Statistiken zurate zu ziehen versperrt häufig den Blick für das durchaus auch Mögliche – für das andere fernab von irgendwelchen Berechnungen, deren Ergebnis lediglich Wahrscheinlichkeiten sind, nicht aber Wirklichkeiten.

Dieser Scheuklappenblick kann gerade bei der Erkrankung von Krebs absolut hinderlich für eine mögliche Genesung sein – meines Erachtens mehr als bei allem anderen. Denn beim Krebs, aber auch bei jeder anderen Krankheitsdiagnose geht es um den eigenen Körper, um den eigenen Geist und die eigene Seele. Sie alle wollen beachtet und nicht etwa aufgrund von irgendwelchen Zahlen mir nichts, dir nichts als hoffnungslose Fälle aus dem Rennen katapultiert werden.

Natürlich: Wer Krebs hat, sucht nach einer schnellen Lösung. Am besten ohne Umwege und ohne Zwischenstopp soll die Krankheit wieder verschwinden. Bevor der Zustand vor der Diagnose nahezu wiederhergestellt ist, kreisen die Gedanken bei den meisten zwischen »Sterben« und »Hoffen« und eben dem Berechnen von Wahrscheinlichkeiten. Ein anderer Blickwinkel auf das Geschehen und die Ursachen der Erkrankung ist uns in unserer materialistischen Gesellschaft abhandengekommen. Wer krank ist, nimmt ein Medikament. Bei Schnupfen ist es irgendein Nasenspray, bei Husten ein Saft, bei Kopfschmerzen eine Tablette, bei Hämorrhoiden eine Salbe und so weiter. All diese Maßnahmen können helfen und haben auch ihre Berechtigung. Eine materialistische Gesellschaft braucht entsprechende handfeste Methoden. So gibt es für beziehungsweise gegen jede Krankheit heute irgendein Mittel – fast. Denn beim Krebs muss die Pharmaindustrie immer wieder kapitulieren (noch). Zwar gibt es beispielsweise die Chemotherapie, jedoch warten wir bislang vergeblich auf die kleine Wunderpille, damit es auch beim Krebs ähnlich wie bei Kopfschmerzen heißt: einnehmen, gesund werden und wieder durchstarten in den gewohnten Alltagstrott.

Damit reduzieren wir aber unseren Körper auf ein Stück Materie, die beliebig eingestellt werden kann oder durch den Austausch von Teilen am Leben erhalten wird und zu funktionieren hat. Und solange die Maschinerie läuft, solange wird auch nicht nachgehakt oder hinterfragt, selten gibt es einen Check-up oder eine Grundüberholung. Dabei liegt genau da der Knackpunkt. Jeder von uns könnte sich selbstverständlich bei einem Schnupfen auch einmal fragen: »Warum habe ich eigentlich die Nase voll?«, oder: »Wen kann ich nicht riechen?« Bei Kopfschmerzen könnte man der Ursache auf den Grund gehen: »Welche Gedanken belasten und blockieren mich?«, oder bei Magenkrämpfen überlegen: »Was liegt mir so schwer im Magen? Was trage ich für Ballast mit mir herum?« Die Antworten gefallen oft nicht, denn sie könnten zu der Erkenntnis führen, dass man etwas verändern müsste. Veränderungen aber sind einer der größten Feinde des Menschen, torpedieren sie doch das starke Bedürfnis nach Sicherheit.

Über den Horizont hinausdenken ist angesagt. Denn bereits auf diese Weise über die Krankheitsursachen nachzuforschen kann vieles verändern. Es lenkt den Blick in eine andere Richtung und vergrößert den Kreis der Beteiligten: Zu dem Körper kommen die Seele und der Geist hinzu.

Nur weil wir die Seele in unserem Körper nicht lokalisieren können, leugnen wir oftmals ihre Existenz. Das ist schon seltsam. Im Umgang mit ihren Mobilfunkgeräten sind die meisten Menschen konsequenter. Obgleich kaum einer erklären kann, wie genau ein Handy funktioniert, nutzt es nahezu jeder als einen festen Bestandteil seines täglichen Lebens. Und so könnte, nein, so sollte es auch mit der Seele sein. Auch wenn Sie nicht wissen, wo die Seele in Ihnen wohnt oder wo sie sich gerade aufhält, können Sie dennoch jederzeit mit ihr in Kontakt treten. Sie ist Ihr Freund und liebevoller Begleiter. Sie kennt die Antworten, die Sie brauchen. Die Seele meldet sich bei Ihnen über den Körper, beispielsweise in Form von Schmerzsignalen, weiß sie doch sehr wohl, dass Sie darauf eher reagieren.

Wir haben völlig verlernt, die Zeichen unserer Seele wahrzunehmen. Unser Körper hat seinen Job zu machen, alles andere ist gern nebensächlich. Ein funktionierender Körper wird zur Selbstverständlichkeit. Aber: Wer über einen langen Zeitraum seinem Körper nicht ausreichend Aufmerksamkeit schenkt, sollte sich nicht wundern, wenn dieser sich mit einzelnen Teilen womöglich verselbständigt.

Genau das ist das Problem mit dem Krebs. Autonome, vom Körper abgespaltene Zellen, sozusagen kleine, patente Ich-AGs, führen in der Tiefe Ihres Körpers ein Eigenleben. Diesen Zellen ist es ziemlich egal, was Sie tun, was Sie denken und ob Sie vielleicht auch nur den ganzen Tag Ihrem Ego hinterherrennen. Diese Zellen versorgen sich mit dem, was sie kriegen können. Sie verbreiten sich, ergreifen langsam Besitz vom Körper, ohne vorher um Erlaubnis zu fragen. Diesen Zellen ist es egal, dass sie am Ende zusammen mit ihrem Wirt, also uns selbst, sterben, denn es handelt sich um Zellen, die aus dem Zellverbund ausgeschieden sind. Sie haben sich von unserem Körper abgespalten. Ihre Information lautet: Wachstum, »bis der Arzt kommt!«

Dieses Vorgehen der Zellen resignierend zu tolerieren ist in etwa so, als ob man einem Kleinkind ungerührt und ohne einzuschreiten, dabei zusieht, wie es die Wohnung verwüstet. Dabei signalisiert auch ein solches Kleinkind, ganz ähnlich wie die Seele im Körper: »Beschäftige dich mit mir!«, »Mach etwas mit mir!«, »Du hast es in der Hand, die Situation dahingehend zu ändern, damit ich nicht das weiter tue, was ich tue!«

Statt Passivität ist Aktivität gefordert. Statt die Geschehnisse als Außenstehender zu verfolgen, obgleich sie einen unmittelbar betreffen, gilt es, sich einzumischen und Fragen zu stellen: »Was hat meine Krebsdiagnose mit mir zu tun?«, »Was kann und was muss ich ändern, damit ich mich verändere?«

Die Antworten auf diese Fragen liegen zumeist nicht zwingend auf der Hand. Vielmehr halten sie sich verborgen und wollen entdeckt werden. Sie sind viel zu kostbar, als einfach auf dem Silbertablett serviert zu werden, und darum machen es Körper, Seele und Geist einem mitunter nicht leicht. Sie wollen den Dialog. Das ist das Mindeste an Einsatz, was sie fordern.

Die zentrale Frage lautet, ob man grundsätzlich für einen solchen Dialog bereit ist, für eine solche Verhandlung mit allen Beteiligten – mit dem Körper, mit dem Geist, mit dem Herzen, der Seele und dem Ego – oder nicht. Es sind Gespräche im Stillen mit sich selbst, bei denen möglicherweise auch aus dem Innersten Vorwürfe auftauchen, sich etwa nicht genug um den Körper gekümmert und Herzensangelegenheiten vernachlässigt zu haben. Sich diesen zu stellen, sich damit auseinanderzusetzen und nach Kompromissen im Sinne einer Besserung und des Einklangs mit sich zu suchen, darum geht es. Ist man dazu nicht bereit, so bleibt der Status quo erhalten beziehungsweise verschlechtert sich die Situation sogar noch. Letzteres ist keine bloße Behauptung meinerseits, sondern ich habe es selbst erfahren, buchstäblich am eigenen Leib. Nach meiner Krebsdiagnose lebte ich mein Leben weiter, ohne Wenn und Aber. Mein Zustand verschlechterte sich, bis Zeichen und Geschehnisse und mahnende Worte aus meinem Innern in Form von Signalen des Herzens und des Körpers mich endlich an den Tisch drängten und zu Verhandlungsgesprächen aufriefen. Bei diesen Gesprächen, dies sei bereits an dieser Stelle erwähnt, einigten sich die Beteiligten schnell auf das sogenannte Harvard-Konzept.

Meine Friedensverhandlungen waren langwierig und oftmals von schmerzhaften Erkenntnissen geprägt, doch sie haben sich gelohnt. Sie haben mich nicht nur geheilt, sondern auch auf einen ganz neuen, zweiten Lebensweg gelenkt. Dafür bin ich sehr dankbar, und dies ist auch der Grund, warum ich mit diesem Buch meine Erfahrung weitergeben möchte.

Finden Sie heraus, ob Sie verhandlungsbereit sind, beziehungsweise wie Sie verhandlungsbereit werden. Lernen Sie Ihre Gesprächspartner besser kennen. Setzen Sie sich mit Ihrem Körper, Ihrem Geist, Ihrem Herzen, Ihrer Seele und Ihrem Ego zusammen sowie ausgiebig auseinander und hören Sie vor allem hin, was diese Beteiligten Ihnen zu sagen haben und was diese sich wünschen. Nehmen Sie sich Zeit und Ruhe. Auf dem Weg zu einer möglichen Genesung beziehungsweise auf dem Weg, die Erkrankung zu akzeptieren, sind dies wichtige Fundamente. Erwarten Sie jedoch nicht gleich nach der ersten Verhandlungsdebatte eine Lösung. Vielmehr wird es immer wieder einzelne Ergebnisse geben, ein jedes wertvoll und wichtig auf dem Weg zu einer Einigung.

Mit verschiedensten Anleitungen, wertvollen Tipps und erprobten Übungen möchte ich Ihnen das Verhandlungsrüstzeug reichen, um in den Dialog mit sich zu treten und so auch mehr über Ihre Krebserkrankung und die möglichen Ursachen zu erfahren. Es ist unsere ganz eigene Entscheidung, ob wir in Frieden mit uns und in uns leben wollen oder im Kriegszustand.

# Teil I:
# Die Vorbereitungen

# 1 Die Diagnose

Reine Routine. Nichts Aufregendes. Zur Sicherheit und für das Gewissen und das Wissen, dass alles gut ist. Das waren die Gedanken hinter dem Eintrag in meinem Kalender: »Donnerstag, 17. Dezember, 8.30 Uhr, Vorsorgeuntersuchung in Hannover«. Ein Gesundheitscheck, wie ihn viele Männer um die vierzig machen beziehungsweise machen sollten. EKG, Blutabnahme, Urinprobe, Darmspiegelung. Ich wollte mich vor so einer Vorsorgeuntersuchung nicht drücken. Warum auch? Ich fühlte mich gut. Ich glaubte, nichts könne mich umhauen. Dafür hatte ich mir gerade in den Monaten zuvor selbst viel zu viel aufgebaut. Ich arbeitete erfolgreich als Businesstrainer, hatte um die zehn Kunden aus den Bereichen Produktion, Dienstleistung und Verlagswesen, war mindestens drei bis vier Tage die Woche gebucht, verdiente am Tag zwischen 1200 bis 1900 Euro, leitete Seminare, hielt Vorträge, erhielt jede Menge positives Feedback. Es war das Jahr 2009, und ich segelte auf der Welle des Erfolges, wie es so schön heißt. Ich fühlte mich stark wie selten zuvor in meinem Leben.

»Da ist etwas, das da nicht hingehört.« Äh, wie bitte? Entschuldigung, aber was hatte der Arzt gesagt? Meinte er mich? Hatten die Worte irgendetwas mit mir zu tun? Es war gegen 9.30 Uhr an diesem besagten Donnerstag. Bereits seit 8 Uhr war ich im Krankenhaus. Da ich ohnehin beruflich in Hannover zu tun hatte, hatte ich mir für die Untersuchung einen Termin bei einem mir bekannten Arzt im Standortsanitätszentrum der Bundeswehr geben lassen. Ich mag die Ärzte dort. Sie sind nicht nur gut ausgebildet und nehmen regelmäßig an Lehrgängen und Schulungen teil, sie haben auch nicht den Druck, eine bestimmte Zahl an Patienten zu behandeln, damit die Kasse stimmt. Diese hohe Kompetenz, gepaart mit der Zeit für den einzelnen Menschen, schätze ich sehr. Aber jetzt, was hatte der Mediziner da gesagt? Da ist etwas, das da nicht hingehört? Ich hatte bereits auf dem Ergometer ordentlich in die Pedale getreten, eine Arzthelferin hatte mir Blut abgenommen, mein Puls war gemessen worden, mein Blutdruck – alles schien doch ganz wunderbar zu laufen. Und den Ultraschall der Magen- und Bauchgegend, den mir der Arzt vorgeschlagen hatte, fand ich großartig. Wenn ich schon einmal da war, wollte ich mich, so gut es ging, durchchecken lassen.

»Herr Kapfer, da ist etwas, das da nicht hingehört«, sagte der Arzt also und tippte mit einem Stift auf das Ultraschallbild. Kein Zweifel. Er sprach mit mir. Es war ja auch sonst keiner außer uns beiden im Raum. Worauf er zeigte, war ein dunkler Fleck, der an meiner linken Niere andockte, gut vier Zentimeter im Durchmesser, wie mir der Mediziner mit ruhigen Worten erklärte. Ich schaute auf das Bild, schaute dem Arzt kurz in die Augen, schaute aus dem Fenster, schaute wieder auf das Bild. Diese Kugel, dieser dunkle Fleck war immer noch da.

»Das muss jetzt erst einmal nichts Ernsthaftes bedeuten. Nehmen Sie doch bitte noch einen Moment im Wartezimmer Platz«, sagte der Arzt. Wie in Trance stand ich auf, ging zur Tür, öffnete sie, trat hinaus und stand in dem langen Flur. Von außen sieht so ein Sanitätszentrum aus wie jedes andere Kasernengebäude, in diesem Fall ein zweigeschossiges, weiß verputztes Haus, innen gleicht es jedem anderen Krankenhaus: lange Flure, von denen unzählige Türen abgehen, heller Linoleumboden, Neonleuchten an den Decken und in der Luft der Geruch von Desinfektionsmittel und der Hauch dieses undefinierbaren Krankenhausaromas, wenn man das so sagen kann. Krankenschwestern und Ärzte liefen die Flure entlang, alle in Weiß gekleidet. Eine Schwester wies mich ins Wartezimmer. Es gibt eines für Soldaten und die beim Militär Angestellten und eines für zivile Privatpatienten wie mich.

Außer mir saß keiner im Wartezimmer. Ich war allein – und in meinem Kopf tauchten unzählige Bilder und Fragen auf. Hey, ich war schließlich nicht blöd. »Da ist etwas, das da nicht hingehört«, diese sieben Worte, die konnte ich selbst gut und gern auf eines reduzieren: »Krebstumor.« Mag sein, dass andere in meiner Situation auch etwas anderes in Erwägung gezogen hätten, doch für mich war die Sache klar. Jahrelang hatte ich die Angst meiner Mutter, an Krebs zu erkranken, mitgetragen und erlebt. Das Thema war mir so präsent, dass dieses Etwas an meiner linken Niere nichts anderes als ein Krebstumor sein konnte.

Ich hatte gedacht, es ginge um eine belanglose Routineuntersuchung, und plötzlich fühlte ich mich an den Rand eines Abgrunds gedrängt. Ich kam mir vor wie in einem Karussell auf dem Rummel. Überall drehten sich die Fahrgeschäfte, Menschen stiegen ein, lachten, hatten Spaß. Nur ich saß allein in einem Karussell, und die Durchsage lautete: »Die nächste Fahrt geht rückwärts! Kommen Sie, lösen Sie Ihr Ticket.«

Trotz der Worte des Arztes und trotz des Wissens um eine mögliche Krebserkrankung war ich relativ gefasst. Ich versuchte die Fakten zu ordnen, so hatte ich im Rahmen meiner Bundeswehrausbildung gelernt, Krisensituationen zu managen. Alles beginnt mit der Lagefeststellung und endet mit einem Entschluss. Paradoxerweise hatte diese Schulung nur 200 Meter entfernt vom Wartezimmer, in dem ich jetzt saß, stattgefunden, irgendwann im Jahr 1986. Damals war ich Teilnehmer des Offizierslehrgangs. Damals herrschte der Kalte Krieg. Anno 2009 herrschte ganz offensichtlich Krieg in meinem Körper.

Mir kam der Gedanke, Tina, meine damalige Frau, anzurufen und ihr von dem dunklen Fleck an meiner Niere zu erzählen. Aber ich ließ es. Zum einen muss ich erwähnen, dass wir damals bereits seit sieben Jahren verheiratet waren, unser Verhältnis zu diesem Zeitpunkt jedoch emotional unterkühlt war. Zum anderen hoffte ich noch, dass es sich ja vielleicht doch um einen Irrtum handelte. Vielleicht hatte sich der Arzt einfach vertan, vielleicht war es einfach eine schlechte Aufnahme, vielleicht löste sich alles in Wohlgefallen auf. Darum bloß nicht vorschnell die Pferde scheu machen.

Ich erinnerte mich an eine Übung, die ich ein gutes Jahr zuvor in einem Seminar bei einem amerikanischen Trainerkollegen, Joseph McClendon III, kennengelernt hatte: die STOPP-Übung. Es geht darum, eingefahrene Synapsenschaltungen in unserem Gehirn umzuleiten. Man kann sich das wie in einem Kreisverkehr mit drei Ein- beziehungsweise Ausfahrten vorstellen. Auf einer Einfahrt kommen Sie herein und haben dann zwei Möglichkeiten zum Abbiegen. Auf der ersten Ausfahrt Richtung »Problem« wird jedoch eine Barrikade, versehen mit einem zusätzlichen STOPP-Schild, aufgestellt. An der nächsten Ausfahrt geht es Richtung »Lebensfreude und Leichtigkeit«. Das Gute: Wenn Sie diese Ausfahrt öfter nehmen, fahren Sie irgendwann automatisch an der »problembehafteten« Ausfahrt vorbei. Bereits mehrmals zuvor hatte mich die Übung in Situationen, beispielsweise bei aufkommenden Existenzängsten, wieder auf die richtige Bahn geleitet. Darum: Wenn Sie etwas belastet, bestimmte Ängste Sie immer wieder quälen oder energieraubende Gedanken Sie verfolgen, ist es Zeit für eine STOPP-Übung.

## STOPP-Übung

Machen Sie die Übung am besten, wenn Sie allein sind, denn die Übung sieht mitunter komisch aus. Wenn keiner Sie beobachtet, kommen Sie besser in den Übungsablauf hinein, ohne darüber nachzudenken.

Setzen Sie sich auf einen Stuhl. Achten Sie darauf, dass Sie ausreichend Platz haben, um aufzustehen, und Sie nichts einengt. Lassen Sie im Sitzen die Arme locker zwischen den Beinen hängen. Die Ellbogen können leicht auf den Oberschenkeln liegen. Der Oberkörper ist etwas nach vorn geneigt.

Vergessen Sie alles um sich herum. Denken und fühlen Sie sich jetzt ganz tief in Ihre belastenden Gedanken oder Ängste hinein. In meinem Fall war dies die wenige Minuten alte Diagnose. Ein Gefühl von Verzweiflung und Todesangst übermannte mich. In diesem schlimmen und als bedrohlich empfundenen Gefühlszustand rufen Sie laut »STOPP!« und stehen dabei gleichzeitig auf.

Atmen Sie einmal tief ein und noch tiefer aus. Strecken Sie die Arme in einem V empor. Der Kopf geht in den Nacken, und Sie sehen nach oben. In diesem Zustand holen Sie sich ein für Sie lebensbejahendes Bild in den Kopf. In meinem Fall tobte ich mit meinen beiden Hunden Sammy und Lady über eine blühende, große, bunte Sommerwiese. Denken Sie mit jeder Zelle an einen solch schönen Moment, in dem das pure Leben aus Ihnen heraussprudelt. Fühlen Sie, wie die Lebensfreude durch Ihren Körper fließt. Jede Zelle ist erfüllt von einer positiven Energie.

In diesem lebensbejahenden Zustand klopfen Sie sich mehrmals selbst auf die Schulter; ganz so, wie wenn Sie jemand lobt und sagt: »Toll gemacht, ich bin sehr stolz auf dich!«

Danach setzen Sie sich wieder in die Ausgangsstellung. Fühlen Sie sich wieder hinein in die belastenden Gedanken, die Ängste und Sorgen – und rufen Sie erneut laut »STOPP!«, stehen Sie auf, strecken Sie die Arme nach oben …

Mit jedem Durchgang werden Sie schneller und schneller, die Abstände zwischen Ausgangsstellung, belastenden Gedanken und »STOPP« werden immer kürzer.

Machen Sie die Übung mindestens zehn Mal oder mehr. Je öfter Sie die Übungsabschnitte wiederholen, desto besser. Denn so intensiviert sich die lebensbejahende Stimmung.

Wenn Sie die Übung dreimal am Tag über einen Zeitraum von mindestens einer Woche machen – gern auch häufiger und länger –, bahnt sich in Ihrem Gehirn eine neue Schaltung an. Wie erwähnt: Im Kreisverkehr fahren Sie, ohne nachzudenken, einfach an der »problembehafteten« Ausfahrt vorbei und biegen in die Ausfahrt »Lebensfreude« ein. Sie versinken nicht ohnmächtig im Strudel der bedrückenden Gefühle und lassen sich nach unten ziehen, sondern gewinnen eine positive Einstellung und die Einsicht, die Angelegenheit selbst managen zu können.

---

Die STOPP-Übung war und ist für mich ein Erste-Hilfe-Set in schwierigen Phasen und hat mir schon häufig zu einer emotionalen Erleichterung verholfen. Wobei ich auch betonen möchte, dass sie das Ereignis nicht auflöst, welches zum belastenden Gefühl führt. Dieses muss seperat geklärt werden. Die STOPP-Übung aber schafft Raum, um sich zu ordnen und um den Dingen mit einem offenen und klaren Blick zu begegnen.

Zum Glück war ich allein im Wartezimmer. Andere hätten es vielleicht amüsant gefunden zu sehen, wie ich mir selbst auf die Schulter klopfte, wie ich mich immer wieder hinsetzte und dann wieder aufstand. Wahrscheinlich hätte mich das in meiner ohnehin schon aus den Fugen geratenen Situation noch mehr verunsichert. So aber, völlig allein im Raum, traute ich mich die Übung auszuführen und immer wieder laut »STOPP!« zu sagen.

Nach knapp zwanzig Minuten rief mich der Arzt erneut zu sich ins Sprechzimmer. Ein unbehagliches Gefühl mischte sich mit Hoffnung und Unsicherheit. Der Arzt erklärte mir, dass es das Beste sei, wenn ich gleich am nächsten Tag ins Bundeswehrkrankenhaus nach Koblenz fahren würde. Dort gab es eine gute Radiologie – und eine ausgezeichnete Urologiestation mit Spezialisten in Sachen Nierentumor. Der Arzt hatte für mich dort bereits einen Termin vereinbart. Ich spürte, wie die Hoffnung größer wurde. Vielleicht würde sich ja doch alles als ein Irrtum herausstellen. Vielleicht war morgen der dunkle Fleck auch schon längst verschwunden. Vielleicht war die Welt doch in Ordnung.

Ein Händedruck zum Abschied, ein aufmunterndes Lächeln und der Wunsch »Alles Gute«, den ich stillschweigend gern für mich wiederholte. Gegen 11.45 Uhr stand ich wieder am Eingang zur Kaserne. Nichts war mehr so, wie es noch drei Stunden zuvor war, als ich sie betreten hatte. Es sollte doch nur eine Routineuntersuchung sein und jetzt? Jetzt war ich ein Krebspatient. Da brauchte ich keine offizielle Diagnose, ich wusste es einfach.

Der Tod kam während der Zugfahrt um die Ecke, in Form von trüben Gedanken und plötzlicher Endzeitstimmung. Als ich aus dem Fenster schaute und die trostlose, graue, karge Winterlandschaft an mir vorbeirauschen sah, waren die Überlegungen, dass plötzlich bald alles endgültig vorbei sein könnte, ganz nah. Ich saß allein im Abteil, auf der Strecke Hannover-Köln. Überlegungen, die ich zunächst beiseitegeschoben hatte, drängten sich in den Vordergrund: Eine Krebsdiagnose ist doch ein Todesurteil, oder? Nein, sagte ich mir schnell. Es gab schließlich auch Menschen, die geheilt wurden. Aber wo waren die? Ich kannte keinen von ihnen. Meine Mutter hatte doch, seit ich denken konnte, die Panik, an Krebs zu erkranken. Und nun? Nun war es ihr Sohn, der womöglich an Krebs sterben würde. Tränen liefen mir übers Gesicht. Ich spürte wieder die Angst in mir aufkeimen, gleichzeitig eine Müdigkeit. Ich schlief ein.

Abends saß ich mit Tina zu Hause auf dem Sofa. Schließlich hatte ich sie doch bereits von unterwegs kurz informiert. Jemand anderen aber wollte ich zu diesem Zeitpunkt noch nicht einweihen. Tina war gefasst. Mein Hund Sammy wich nicht von meiner Seite. Er spürte, dass etwas Besonderes passiert war und nichts mehr so sein würde, wie es war. Die Atmosphäre im warmen gemütlichen Wohnzimmer entspannte mich etwas. Erschöpfung machte sich langsam breit. Ins Bett ging ich an diesem Abend, wenige Tage vor Weihnachten, mit einer Mischung aus Endzeitstimmung und Hoffnung. Es gab eine Restchance, dass es nur ein böser Traum oder ein übler Irrtum war.

Am nächsten Tag war ich bereits gegen 9 Uhr in der Radiologie im Bundeswehrkrankenhaus Koblenz. Ich klammerte mich an die Hoffnung, dass dieser dunkle Fleck an meiner linken Niere sich vielleicht über Nacht dazu entschlossen hatte, einfach zu verschwinden.

Über eine Stunde musste ich Kontrastmittel trinken, dann kam die Computertomografie. Sie dauerte gerade einmal fünf Minuten. Danach war klar: Mist, dieser dunkle Fleck, natürlich ein Tumor, war noch da. Es gab kein Vertun. Er hatte sich nicht verabschiedet. Er war auch gut 24 Stunden nach seiner Entdeckung noch an derselben Stelle. Ich zog wieder mein Hemd an, den Pullover darüber und nahm bis zum Befundgespräch im Wartezimmer Platz.

»Ruhig bleiben, nicht gleich in Panik verfallen«, redete ich mir ein. Im Moment war doch noch nicht wirklich Gefahr im Verzug. Das glaubte ich zumindest, und an diesen Gedanken klammerte ich mich fest und baute ihn aus.

Eine Diagnose ist schließlich nur eine Diagnose, und sie bleibt eine Diagnose. Punkt. Das Wort »Diagnose« stammt aus dem Griechischen und heißt so viel wie »Unterscheidung« beziehungsweise »Entscheidung«. Bei einer Diagnose geht es, ganz nüchtern betrachtet, also erst einmal um eine Entscheidung. Eine Entscheidung, die ich selbst treffen oder anderen überlassen kann. Im Kern hat die Diagnose also auch etwas damit zu tun, Verantwortung zu übernehmen. Das galt auch für meine Krebsdiagnose. Ich selbst wollte die Verantwortung dafür übernehmen, kein anderer sollte das für mich tun. Denn ein anderer hatte nicht meinen Krebs. Entscheidend war, was ich aus der Diagnose machen würde. Wie ich sie bewertete, würde den Energiefluss lenken. Es lag an mir, über die Richtung zu entscheiden.

An diesem grauen Tag im Dezember, an einem Ort der grauen Uniformen, an einem Tag, nicht mehr lange hin bis zum eigentlich erhofften friedlichen und harmonischen Weihnachtsfest, verstand ich langsam, dass sich zwar alles verändert hatte, aber dass ich es selbst ein Stück weit in der Hand hatte, die Dinge zu beeinflussen und auf einen Weg zu lenken.

Und ganz plötzlich, während ich im Wartezimmer saß und all die Gedanken durch meinen Kopf schwirrten, tauchte auch ein Name auf: Lucky! Ich weiß nicht wieso und kann es auch nicht erklären, aber wie aus dem Nichts formten sich in meinem Kopf die Buchstaben zu »Lucky«. Ganz intuitiv gab ich meinem Tumor einen Namen. Lucky passte wunderbar. Denn wenn er schon etwas Eigenständiges war, wenn er in mir lebte, dann wollte ich ihn nicht als x-beliebigen Tumor ansprechen und auch nicht so behandeln. Lucky, das war ein positiver Name. Und positiv wollte ich die Situation sehen und versuchen, nicht zu resignieren, sondern sie aktiv mitzusteuern.

Als mich der Arzt zum Befundgespräch wieder in sein Zimmer rief, war ich schon wieder etwas ruhiger und entspannter. Der Arzt zeigte mir die Auswertung der Computertomografie und erklärte, dass eine operative Entfernung des Tumors, sogar auch die mögliche Entfernung der betroffenen Niere, ein reiner Routineeingriff sei. Ein Routineeingriff? War nicht auch die Untersuchung nur einen Tag zuvor eine Routineuntersuchung? Und was war daraus geworden? Ich spürte in mir ein Unbehagen. Natürlich, auch mit einer Niere konnte man leben. Also wirklich den Tumor einfach mit thermischen Strahlen »abkochen« und/oder herausschneiden? Es klang schon verlockend. Dann wäre er weg. Ganz schnell.

Aber gab es nicht noch eine andere Lösung? Diese Diagnose, dieser Tumor, Lucky, musste doch zu managen sein. Ich hatte schließlich doch bisher alles in meinem Leben geregelt bekommen. Und ich hatte auch bereits des Öfteren Geschichten über Menschen gehört, die sich ihren Krebstumor haben einfach operativ entfernen lassen, dieser dann aber nur wenige Monate oder Jahre später wieder aufgetaucht war. Keinesfalls bedeutete eine OP also wirklich eine endgültige Lösung. Darum: Nein, ich wollte nicht einfach »Ja und Amen« zu einer OP sagen. Lieber wollte ich zunächst probieren, die Dinge selbst in die Hand zu nehmen. So, wie ich es bisher in meinem Leben immer getan hatte. Wenn es ein Problem gab, dann hatte ich es gelöst. Pragmatisch, mit genauen Überlegungen. Verflixt, das musste doch jetzt auch gehen.

Zig Gedanken, Fragen und Vorstellungen schwirrten mir durch den Kopf, während der Arzt weiterredete. Es waren noch zu viele offene Fragen, es fehlten mir die Antworten, sodass ich beim Abschied meinte, ich wolle mir die Sache mit einer Operation noch einmal genau überlegen.

Auf der Rückfahrt erinnerte ich mich an ein Buch, »Krankheit als Weg« von Ruediger Dahlke und Thorwald Dethlefsen, das ich mir einmal aus einer Laune heraus mit Anfang zwanzig gekauft hatte. Damals kannten nur sehr wenige Menschen Ruediger Dahlke, heute gehört er zu den wichtigen Botschaftern, die zum Thema Heilung etwas zu sagen haben. Das besagte Buch stand seit gut zwanzig Jahren in meinem Regal. Richtig gelesen hatte ich es nie, aber ich hatte immer wieder mal hineingeschaut. Kurz ein paar Sätze aufgeschnappt und abgespeichert. Wie war das? Hatte nicht jede Krankheit eine Ursache? Und Krebs, was oder wer ist das eigentlich? Waren das nicht Zellen, die sich aus dem Zellverbund verabschiedet hatten? Mir erschienen sie wie kleine Ich-AGs in meinem Körper, die dort ihr eigenes Ding machten. Aber warum hatten sie sich verabschiedet in die Autonomie? Warum hatten sie sich gerade meine linke Niere ausgesucht, um sich dort sozusagen häuslich niederzulassen? Von was ernährten sie sich? Wie viele waren es? Wie viele würden es noch werden? Und wenn ich den Tumor einfach per OP entfernen ließe, würde ich dann nicht nur die Symptome behandeln, nicht aber die eigentliche Ursache der Erkrankung? Was war denn eigentlich die Ursache?

Wieder unzählige Fragen über Fragen, und ich beschloss, dass ich die Ursache finden, mich aber nicht im lateinischen Medizindschungel verirren wollte. Der Krebstumor hatte per

Diagnose das Licht der Welt erblickt. Es war eine leichte Geburt, anders als meine eigene Geburt. Damit meine ich meine erste. Dass es auch weitere sehr glückliche geben kann, davon wusste ich damals noch nichts.

Und was ich zu diesem Zeitpunkt auch nicht wusste: In diesem Stadium wird noch nicht verhandelt, doch die Einladungen zu intensiven Gesprächen waren schon verschickt. Alle Beteiligten – mein Körper, meine Seele, mein Geist, mein Herz, mein Ego – waren informiert, alle Beteiligten wussten bereits, worum es geht, auch wenn ich es selbst als Betroffener noch nicht wirklich wahrhaben möchte …

**Rüstzeug für die anstehenden Verhandlungen:**
- Eine Diagnose ist eine Diagnose. Punkt. Eine Diagnose ist eine Momentaufnahme zu einem Zustand in Ihrem Körper, KEIN finales Urteil. Das Urteil kommt nur durch Ihre Bewertungen einer Situation, die nicht im JETZT, sondern in der Zukunft liegt.
- Überlegen Sie ganz genau, mit wem Sie über Ihre Diagnose sprechen. 95 Prozent aller Menschen in Ihrem Umfeld werden Mitleid mit Ihnen empfinden. Wie es das Wort schon sagt: Die Menschen leiden mit Ihnen. Diese Energie bekommen Sie voll ab. Je näher Menschen Ihnen sind, desto mehr übertragen sie oftmals ihre Angst auf Sie. Noch mehr Angst aber braucht niemand. Sie brauchen liebevolle Begleiter, die Ihnen Mut machen und an Sie glauben. Diese Menschen empfinden für Sie *Mitgefühl*, nicht Mitleid.
- Eine Diagnose ist wie eine Delle am Auto. Sie ist ein Motorschaden oder wie ein Stau auf der Autobahn.

Der Stau löst sich nicht von einer Sekunde auf die andere in Luft auf. Er bleibt zumeist länger bestehen, entscheidend ist daher Ihre Einstellung dazu.

- Quälen und Belasten Sie sich nicht zeitraubend mit der Frage nach dem Warum. Dies kostet wichtige Energien, die Sie für die Heilung benötigen.
- Suchen Sie nicht nach Schuldigen oder anderen Verantwortlichen für Ihre Erkrankung. Eine diagnostizierte Krankheit ist ein Teil von Ihnen. Zeigen Sie daher mit allen Fingern auf sich selbst. Wenn Sie mit einem Finger auf andere zeigen, zeigen immer noch drei Finger auf Sie selbst.
- Medizinische Diagnosen haben zumeist Namen, die einem ohne entsprechende akademische Ausbildung vorkommen können wie aus einer anderen Welt und damit automatisch Angst machen. Fassen Sie die Diagnose besser in eigene Worte und machen Sie sie so für sich selbst begreifbar. Geben Sie Ihrer Diagnose einen Namen. Damit schaffen Sie Distanz, aber auch Nähe. Wählen Sie am besten keinen bösen oder negativen Namen, sondern einen freundlichen, vielleicht sogar lustigen. In freundlicher Atmosphäre verhandelt es sich besser. Ein besserer Zustand schafft bessere Gedanken. Bessere Gedanken führen zu besseren Entscheidungen und besseren Ergebnissen.
- Eine Diagnose verleitet schnell dazu, nur die Symptome zu betrachten und zu behandeln. Aber wir sind kein Einzelteilelager. Wir sind eine Einheit. Wir bestehen aus Körper, Geist und Seele. Alle haben einen Anteil an der Diagnose beziehungsweise der Krankheit, und alle haben einen Anteil an Heilung.

- Zu jeder Diagnose und damit zu jedem Symptom gibt es Heilung versprechende Verfahren, Anwendungen, Medikamente und vieles mehr. Achten Sie darauf, ob sich etwas für Sie gut anfühlt oder ob man mit Ihnen nur ein Geschäft machen will.
- Es ist nur verständlich, dass Sie die Diagnose in der Regel nicht annehmen, sondern schnell wieder loswerden wollen. Nur im Fall einer Krebserkrankung kann es schon etwas dauern. Der Krebs ist ja auch nicht in einer Woche entstanden.
- Eine Diagnose ist eine Einladung zum Hinsehen, zur Standortbestimmung im Leben. Was war Ihr bisheriger Kurs? Was ist in Ihrem Leben möglicherweise in eine falsche Richtung gelaufen? Was ist jetzt zu tun? Was können Sie tun?
- Eine Diagnose ist ein Wegweiser, um sich den Wurzeln der Krankheit zu nähern.

## 2  Die Big Five

Die Angst schaute immer wieder in Schüben bei mir vorbei, aber das war ja auch kein Wunder. Ich hatte schließlich diese Diagnose, diesen Tumor an der Niere, und dazu löcherten mich permanent weitere Fragen. Muss ich jetzt sterben? Wie sterbe ich? Wird das wehtun? Wird es lange dauern? Werde ich allein sein? Apropos: Was geschieht nach meinem Tod eigentlich mit meinen Hunden, mit Sammy und Lady? Wer kümmert sich dann um die beiden? Was wird aus Tina, meiner Ehefrau? Und ich entschuldige mich, dass ich sie hinter den Hunden einordnete. Aber unser Verhältnis war, wie gesagt, bereits damals schon ziemlich unterkühlt.

Der Tod. Was würde werden, wenn ich nicht mehr bin?

Ich spürte, wie mich die Angst in manchen Augenblicken übermannte, und ich wusste, dass dies kein Lösungsweg war. Die Angst würde mich hemmen zu handeln. Sie würde mich einengen und verhindern, meine Chancen und Möglichkeiten zu sehen. An der Diagnose konnte ich nichts ändern. Es war, wie es war. Aber ich konnte es verändern, wie ich mit ihr umging. Und darum mussten jetzt erst einmal ganz dringend die Big Five ihre Position beziehen.

Elefant, Nashorn, Büffel, Löwe und Leopard – nein, es folgt jetzt (leider) keine Berichterstattung über eine Safari in Afrika. Auch wenn ich mich so wenige Tage nach der Diagnose fragte, warum ich nicht einfach in den Flieger stieg und zu einer Weltreise startete. Urlaub machen, bis es nicht mehr ging, bis mich die Kräfte verlassen würden. Das Geld aus dem Fenster schmeißen, bis keines mehr da war. Warum denn nicht? Meine Rente würde ich doch eh nicht mehr auf den Kopf hauen können. Da wäre ich doch schon lange tot …

Aber rasch erinnerte ich mich nach solchen wirren und sarkastischen Gedankengängen an das, was ich den Teilnehmern in meinen Führungsseminaren immer sagte: Wer kein Ziel hat, bei dem stimmt jede Richtung. Wer steigt schon am Hauptbahnhof in ein Taxi ein und sagt: Fahren Sie mich egal wohin, ich werde überall gebraucht? Wer steigt schon in ein Flugzeug mit unbekanntem Landeort? Nein, wer kein Ziel hat, der kommt auch nirgends an – und somit nie wirklich zur Ruhe. Doch genau das – ein Ziel – hatte ich schließlich vor Augen. Ich wollte nicht die Symptome meiner Krebserkrankung bekämpfen, sondern die Ursache erfahren. Ich wollte leben – und das noch möglichst lange. Dafür brauchte ich die Big Five: (mindestens) fünf besonders gute Gründe zum Weiterleben. Jede Zelle, auch jene der Krebsfraktion, musste wissen, dass es jetzt auf jeden Fall weiterging. Die Zellen sollten und mussten wissen, warum es sich lohnt, weiterzuleben und Lösungen zu finden!

Nummer eins meiner Big Five war ohne großartiges Grübeln schnell gefunden und ein unschlagbares Doppel: Sammy und Lady, zwei Jack-Russel-Terrier. Sammy war zu diesem Zeitpunkt etwa eineinhalb Jahre bei mir, Lady erst knapp ein halbes Jahr. Beide hatte ich aus einem Tierheim in Köln geholt. Nach meinem Tod würden sie vielleicht wieder im Tierheim enden. Dabei hatte ich ihnen versprochen, als ich sie dort rausholte, dass sie nie wieder an diesen Ort zurückkehren würden. Nie!

Ich wollte mein Versprechen nicht brechen. Für Sammy und Lady lohnte es sich zu leben.

Ich merkte, wie mir dieses Ziel Kraft und Mut gab. Noch viel bewusster als sonst ohnehin ging ich jeden Tag an die frische Luft und stromerte mit meinen Hunden über die Felder. Die kalte klare Winterluft bahnte sich ihren Weg in jede Zelle. Der Aufenthalt in der Natur erdete mich. Mein Geist wurde ruhiger, die Ängste wurden gefühlt kleiner. In diesen Momenten vergaß ich die Diagnose, dachte keine Sekunde an Lucky. Stattdessen spürte ich das Leben. Ich fühlte mich gesund. Meine Hunde zeigten mir, was wichtig ist. In ihrem Verhalten sah ich mich selbst gespiegelt. In ihrem Revier waren die zwei in ihrem Element, mit großer Leichtigkeit und Freude spielerisch unterwegs. Ich fand und finde es beneidenswert, wie Tiere das Hier und Jetzt leben und genießen können.

Sammy und Lady standen bei meinen Big Five an erster Stelle. Gut eine Woche nach der Diagnose zeigte sich damit für mich ein erster Lichtblick. Ich kaufte mir ein kleines Buch mit leeren Blättern, es sollte mein Logbuch werden mit Eindrücken, Erinnerungen, Bemerkungen, mit Fragen und Sorgen, die mich beschäftigten. Einfach mit allem, was mir bei der Erkundung meiner Krebserkrankung wichtig erschien. Als ersten Satz in diesem Logbuch schrieb ich: »Lieber Lucky, nun gehörst du also zu meinem Leben!«

Es folgten danach noch unzählige weitere Sätze und Geschichten, und ich klebte beispielsweise auch ein Ultraschallbild von Lucky hinein. Im Nachhinein – insgesamt füllte ich übrigens zwei Hefte mit jeweils über achtzig Seiten mit Gedanken – erwies sich das Logbuch als sehr wertvoller Begleiter.

## Tipp: Legen Sie sich ein Logbuch an!

Frei nach dem Motto »Wer schreibt, der bleibt« können Sie in so ein Logbuch Ihre Anliegen, Fragen und Eindrücke notieren. Auch Geschichten, Ängste und Begegnungen. Es gibt keine Vorgaben, wie viel Sie schreiben und wie oft.

Ich zum Beispiel träume sehr viel, und so lag mein Logbuch immer direkt auf dem Nachttisch. Am Morgen, gleich nach dem Aufwachen und noch im Bett liegend, habe ich ein paar Notizen in mein Logbuch geschrieben. Das Logbuch eignet sich perfekt, um alle behaltenen Details zu notieren oder vielleicht sogar kleine Skizzen hineinzumalen.

Auch heute noch nehme ich meine Logbücher immer wieder zur Hand, lasse Gedanken Revue passieren oder vergleiche »damals« und »heute«. Viel hat sich verändert im Lauf der Zeit. Wir Menschen vergessen so schnell. Der Blick zurück lohnt sich manchmal, um Erfolge zu sehen und stolz auf sich zu sein. Mein Logbuch begleitet mich inzwischen als guter Freund und Vertrauter.

Das Weihnachtsfest verbrachten wir bei Tinas Kindern und Enkeln im Bergischen. Ich fühlte mich unwohl in diesem Kreis, aufgrund der kühlen Beziehung zwischen Tina und mir und der aufkeimenden Beziehung zwischen Lucky und mir. Die Krebsdiagnose lag gerade einmal eine Woche zurück, ich hatte erst einen meiner Big Five gefunden und wollte daher einfach nur für mich sein beziehungsweise mit meinen Hunden zusammen kuscheln. Weihnachten, dieses Fest der Harmonie und Freude, war für mich ganz weit weg. Außer Tina wusste auch niemand aus der Familie von meiner Krebserkrankung. So saß ich am Tisch, hielt artig mein Fonduestäbchen mit Tofu in den Topf und dachte zwischendurch immer wieder: »He, Uwe, lass es dir schmecken. Könnte schließlich das letzte Weihnachten sein.«

Silvester waren Tina und ich zu Hause, um die Hunde wegen der Knallerei zu beruhigen. Nach mehr war mir auch einfach nicht zumute, und ich spürte, dass ich Nummer zwei meiner Big Five gefunden hatte – Stille.

Ich gehöre in die Natur, am besten mit meinen Hunden. Ich liebe die Fernsicht, wenn ich über die Äcker und Felder blicke, umarme ab und an einen Baum und spüre draußen an der frischen Luft das Gefühl von Freiheit. Das Wetter ist mir dabei völlig egal. Hauptsache, ich erlebe die Ruhe und die Weite. Andere Menschen brauche ich nicht. Stille ist für mich elementar.

Wir kommen aus der Stille, und wir gehen wieder in die Stille. Die Stille ist der Ort, an dem es viele Botschaften und Antworten gibt. Ruhe, Frieden und Geborgenheit erfüllen diesen Raum. Je öfter wir dem Raum der Stille begegnen, desto mehr fühlt sich unsere Seele als Gesprächspartner angenommen.

Stille finde ich jedoch nicht nur in der Natur, sondern auch in meinen Meditationen. Meditationen sind für mich inzwischen wundervolle reiche Reisen nach innen. Bilder kommen, Bilder gehen, Gedanken kommen, Gedanken gehen, Fragen tauchen auf, Antworten geben Klarheit.

## »Stille«-Übung

Suchen Sie sich in Ihrer Wohnung einen ruhigen Ort, kuscheln Sie sich in eine Decke und schließen Sie die Augen. Bedanken Sie sich für die stille Zeit und begrüßen Sie alle Energien, die jetzt dabei sein möchten.

Ihr Atem ist ruhig und gleichmäßig. Lassen Sie ihn einfach fließen. Über Ihrem Kopf sammeln Sie gedanklich in einer Kugel glänzendes goldfarbenes warmes Licht aus einer Quelle. Wenn die Kugel schön gefüllt ist mit diesem besonderen Licht, lassen Sie es von oben in sich hineinfließen. Jede Zelle Ihres Körpers wird erfüllt von diesem Licht. Diese Übung wiederholen Sie mehrmals, idealerweise, bis Ihre Handinnenflächen und/oder die Fußsohlen kribbeln. Ab diesem Moment visualisieren Sie einen runden Raum mit einem hellen Blauton an den Wänden. Sie sitzen in einem goldenen Kreis. Vor Ihnen leuchtet eine Flamme aus goldfarbenem Licht. Sie sehen in die Flamme hinein und verbinden sich langsam mit ihr. Begrüßen Sie das Licht: »Hallo, liebe Stille, hier bin ich. Welche Botschaft hast du für mich?«

Die Antworten können so individuell sein, wie jeder von uns einzigartig ist. Mir zeigen sich gern Bildsequenzen oder Tiere mit einer Botschaft. Manchmal erscheint auch nur ein kurzer

Satz wie zum Beispiel »Lebe deine Gabe« oder »Alles darf sein«. Annehmen ohne Bewertung ist an dieser Stelle erlaubt.

Am Ende der Übung bedanken Sie sich bei der Stille. Atmen Sie tief ein, strecken Sie sich und seien Sie wieder mit und in Ihrem Körper im JETZT.

P.S.: Richten Sie sich doch eine kleine, sozusagen »heilige« Ecke in Ihrer Wohnung ein. Gegenstände, Bilder, Erinnerungen aus Ihrer Kindheit, all das darf sich dort sammeln und liebevoll aufgereiht werden. Bei mir sind es zum Beispiel von mir gefertigte Holzengel, Geschenke von lieben Menschen und Bilder von meinen Hunden. Das ist mein Platz der Stille.

---

Ich suchte in den folgenden Wochen immer wieder die Stille. Saß nach meinen Jobterminen und Seminaren oft stundenlang mit den Hunden zusammen auf dem Sofa. Natürlich dachte ich dann an Lucky, aber häufig verselbständigten sich meine Gedanken auch und machten sich auf eine Reise, vorbei an vielem Erlebten und Erfahrenen zurück in die Vergangenheit – in meine Kindheit …

Als ich im Oktober 1965 in Augsburg zur Welt kam, war meine Mutter dreißig, mein Vater achtundzwanzig Jahre alt. Sie waren zu diesem Zeitpunkt schon fünf Jahre verheiratet. Kennengelernt hatten sich die beiden bereits zehn Jahre zuvor, witzigerweise in einem Bahnbus auf dem Weg zu einer Tanzveranstaltung. Beide wollten dorthin, und gefunkt hat es, nachdem er sie zum Tanzen aufgefordert hatte.

Mein Vater war Linien- und Reisebusfahrer bei der Deutschen Bundesbahn, meine Mutter arbeitete in einer Schuhfabrik als Produktionshilfe. Bereits während der Schwangerschaft aber hörte sie dort auf und wurde Hausfrau. Bereut hat sie dies ihrer Aussage nach nie. Meine Mutter sagt, ich sei ein Wunschkind.

Aufgewachsen bin ich im Augsburger Stadtteil Hettenbach. Meine Eltern und ich wohnten im ersten Stock eines weiß verputzten Mehrfamilienhauses, unmittelbar über einer Wirtschaft mit dem Namen Siegeshalle. Die Wohnung hatte drei Zimmer plus Wohnküche und Bad, alles zusammen um die 75 Quadratmeter groß. Einen Garten oder einen Balkon hatten wir nicht, aber auf der anderen Straßenseite verliefen die Bahnschienen, und ich fand es als Kind spannend, auf vorbeirauschende Züge zu warten und ihnen hinterherzublicken.

Das Tollste aber für mich war, dass meine Oma, die Mutter meines Vaters, auch bei uns wohnte. Ich liebte sie heiß und innig, und wenn ich zurückdenke, so war es wirklich nur sie, mit der ich eine richtige Herzensbeziehung führte. Sie war meine engste Bezugsperson, sie hörte mir zu, knuddelte mich, nahm mich in den Arm, lachte mit mir, und so machte es mir auch gar nichts aus, dass sie sogar mit in meinem Zimmer wohnte. Mein Bett stand an der einen Wand, ihres an der gegenüberliegenden. Mit meiner Oma baute ich mit Legosteinen große Häuser, sie spielte mit mir Karten – meist Mau-Mau –, und jeden Sonntagmorgen tapste ich im Schlafanzug zu ihr, krabbelte mit unter ihre Bettdecke, und wir hörten dann zusammen im Radio zum Beispiel das »Hafenkonzert«. Als ich zehn war, zog meine Oma leider bei uns aus und lebte dann einige Straßen weiter bei meiner Tante, also der Schwester meines Vaters. Deren Mann war gestorben, und da meine Tante noch zwei jugendliche Kinder hatte und berufstätig war, brauchte sie meine Oma, um die Kinder und den Haushalt zu koordinieren. Trotzdem sah ich meine Oma dann noch ein- bis zweimal in der Woche.

An unserem intensiven Verhältnis änderte sich zum Glück bis zu ihrem Tod im Januar 1997 nichts. Darüber bin ich sehr froh, und im Rückblick kann ich immer wieder nur sagen: »Danke, Oma, dass es dich gab!« Denn sie war die Einzige, zu der ich als Kind eine so nahe und vor allem auch körperliche Beziehung hatte. Diesbezüglich schien zwischen mir und meinen Eltern eine große unüberwindbare Mauer zu existieren, die keiner von uns zu Fall brachte. Aber dazu später mehr.

Ich bastelte in meiner Kindheit, im Alter von etwa acht oder neun Jahren, gern Geldkassetten aus Holz, eine jede sogar mit einem kleinen Geheimfach. Ich fertigte dafür zuvor Skizzen mit den genauen Maßen an, ging mit diesen zu unserem Schreiner nur zwei Straßen weiter und ließ mir die Holzstücke zurechtschneiden. Danach saß ich oft stundenlang in meinem Zimmer, schraubte oder klebte konzentriert die einzelnen Teile zusammen. Ich glaube, ich habe bestimmt an die fünfzehn dieser Geldkassetten gebastelt. Die meisten hob ich auf, einige verkaufte ich auf dem Flohmarkt, für fünf bis acht D-Mark das Stück. Klar war das für mich ein Erfolg, wenn Leute mir begeistert die Kassetten abkauften.

Selbst nach dem Abitur, bei der Bundeswehr während meines Maschinenbaustudiums, aber auch immer wieder einmal, wenn ich nach einem Vortrag als Managementtrainer über mein eigenes Sein nachdachte, kam mir oftmals noch der Gedanke, dass ich auch gewiss ein guter Schreiner geworden wäre.

Meine Gedanken kreisen um diese Erinnerungen aus meiner Kindheit, und von einer Sekunde auf die andere fingen plötzlich meine Hände ganz heftig an zu zittern. Ich war selbst total erschrocken. Ich hatte mich selbst nicht mehr unter Kontrolle. Ich, der ehemalige erfolgreiche Offizier, der mittlerweile gefragte Managementtrainer, der disziplinierte Selbständige. So etwas hatte ich noch nie erlebt, zumal da auch noch eine innere Stimme in mir lauter wurde und wieder und immer wieder sagte: »Ich will mit meinen Händen arbeiten, ich will mit meinen Händen aus Holz etwas gestalten ...«

Es war das Zeichen für Nummer drei meiner Big Five. Ich fasste den Entschluss: Ich richte mir ein kleines Atelier ein und starte wieder mit kleinen künstlerischen Tätigkeiten und vor allem mit dem Arbeiten mit Holz.

Das in den folgenden Wochen und Monaten sukzessive Finden meiner Big Five ermutigte mich und stimmte mich auch äußerst positiv. Und siehe da: Bei einem Besuch in einer Praxisklinik in Bonn, bei einer Ultraschalluntersuchung hatte sich Lucky nach vier Monaten sogar verkleinert. Von 4,2 cm auf 4 cm. Hurra!, dachte ich und unterstützte fortan mein Körpersystem mit hochdosierten Infusionen von Vitamin C, Zink, Selen und noch weiteren Stoffen. Alle 14 Tage war ich dafür in einer Praxis in Bad Mergentheim. Es ging bergauf. Allerdings: Diese Rechnung ging leider nur in meinem Ego auf. Aber dazu später mehr.

Natürlich dachte ich trotz dieser Erfolgsnachrichten immer wieder auch über eine mögliche Operation nach. Es war verlockend, diesen Tumor einfach herauszuschneiden. Vielleicht sollte ich es doch machen? Dann war er weg, von heute auf morgen. Es konnte doch eigentlich nichts Besseres geben, oder?! Ich grübelte vor mich hin und wusste: Bevor ich eine endgültige Entscheidung treffe, werde ich noch einen Termin wahrnehmen, einen Termin für eine schamanische Reise.

Schamanische Reisen haben in vielen Kulturen eine jahrhundertealte Tradition und waren immer ein Mittel, um auf einer anderen Ebene in Kontakt zu sich und der Welt zu kommen. Meine ersten schamanischen Reisen machte ich 2004 während eines langen Urlaubes in Bayron Bay. Das ist der südöstlichste Punkt von Australien und ein Ort mit einer ganz besonderen Energie. Die Menschen leben dort in einer besonderen inneren Ruhe und mit einer strahlenden Freundlichkeit, wie ich es selten anderswo erlebt habe. Bei den ersten beiden schamanischen Reisen, auf denen ich mich autodidaktisch mit meinem CD-Player begleiten ließ, lernte ich dann auch mein Krafttier kennen. Es ist das Tier, welches einem dreimal während einer Reise – warum auch immer, der Impuls erfolgt aus dem Unterbewusstsein – erscheint. Bei mir war es der Elefant. Ich war sehr beeindruckt, hatte ich doch schon als Elfjähriger im Zirkus in meinem Heimatort ausgeholfen und war dabei auf Tuchfühlung mit diesen gigantischen Tieren gegangen. So hatte ich zum Beispiel dabei helfen dürfen, den Elefanten die Fußnägel zu feilen.

Bereits vor der Diagnose hatte ich mich zu einer schamanischen Reise mit einem lieben Freund verabredet. Ich hielt es für einen Zufall und wusste zu diesem Zeitpunkt noch nicht, dass es bereits ein klares Zeichen meiner Verhandlungspartner war, mich auf die Gespräche mit ihnen einzustimmen und vorbereitet zu sein.

Dieser Freund ist ausgebildeter Zahnarzt und Schamane, der damals in der Nachbarschaft lebte. Kennengelernt hatten wir uns über unsere Hunde. Ich fühle mich bei ihm, seiner Ehefrau und den Hunden immer sehr wohl. Die Atmosphäre ist liebevoll und nährend.

So war es auch an dem Wochenende Mitte Februar 2010, als besagter Freund im offenen, sehr großen Wohnzimmer mit vielen kleinen Besonderheiten, wie der Räucherung des Raumes für mehr Klarheit, mit Verbeugungen in alle Himmelsrichtungen und der Bitte um Unterstützung aller helfenden Kräfte, das Ritual beginnen ließ. Seine Trommel ertönte im rhythmischen Klang, mein Gehirn schaltete auf eine andere Frequenz, ich fiel in einen meditativen Zustand und tauchte mit meiner Diagnose und der Frage »Operation oder ein anderer Weg?« ein in die schamanische Welt ...

*Mein Krafttier ist dicht bei mir, ich sitze auf dem Rücken des Elefanten. Ich vertraue ihm. Treppen führen uns weit hinunter. In der Begleitung meines Krafttieres lasse ich mich durch einen nebligen hellen Tunnel führen und durch wunderbare Landschaften tragen. Es erscheint eine eindrucksvolle Szenerie. Die Erde reißt auf. Ein großer Riss wird zu einer großen Spalte, ähnlich einer Gletscherspalte, und öffnet so die Erdoberfläche. Mein Krafttier ist aufgeregt, ist hin und her gerissen, springt immer wieder über die Spalte und entscheidet sich schließlich für eine Seite mit einem wundervollen Weg mit duftenden Blumen und Früchten. Die andere Seite bietet eine karge Landschaft mit einer kleinen Oase, die jedoch – das Krafttier erahnt es nur – vergiftetes Wasser beinhaltet. In der Luft aber liegt der Geruch von viel Blut.*

*Ich komme von der Reise zurück und fühle eine klare Entscheidung auf mich zukommen. Ich gehe den Weg der Blumen. Dieser Weg fühlt sich friedlich an.*

In den folgenden Tagen dachte ich noch intensiv über die schamanische Reise nach, und mir wurde klar, dass der Geruch des Blutes ganz ähnlich gewesen sein musste wie in einem OP-Saal. Ich hatte mich für den Blumenweg entschieden, also erst einmal keine OP. Dieser Entschluss befreite mich von einer großen Last. Ich fühlte mich richtig erleichtert, nachdem ich mich wochenlang mal mehr, mal weniger bewusst mit dieser Frage auseinandergesetzt hatte. Lucky, du bleibst, ich werde dich schon in den Griff bekommen – so meine Gedanken.

Doch was war mit meinen Big Five? Die Hunde, die Stille, das Holzatelier – drei gute Gründe zum Weiterleben hatte ich schon. Aber das konnte ja wohl nicht alles sein? Ich wusste, dass ein guter Freund für eine Weltreise sparte, ein anderer wollte unbedingt einmal mit einem Heißluftballon fahren. Was hatte ich noch für Wünsche und Träume?

Die Beziehung zu Tina fühlte sich seit längerer Zeit distanziert an. »Sieht so eine Liebesbeziehung aus, die vom Herzen getragen wird?«, fragte ich mich und gab mir selbst die Antwort: »Definitiv nein!« Natürlich lag dieser Zustand vor allem an meiner Person, doch ich war damals viel zu sehr mit mir, der Diagnose und auch meinem beruflichen Erfolg beschäftigt, sodass ich die Defizite nicht sah beziehungsweise nicht bewusst sehen wollte.

Ich erinnerte mich aber an meine erste große Liebe in der Grundschule. Ihr Name war Uschi. Bis heute kann ich das

Gefühl des Bauchkribbelns abrufen, und Leichtigkeit durchflutet meinen Körper. Alles fühlt sich warm an. Seit meiner Freundschaft mit Uschi waren nun fünfunddreißig Jahre vergangen, aber die Hoffnung auf eine Partnerschaft, in der ein Gefühl wie das damalige existierte, schien hellwach in mir zu sein. Ebenso die Sehnsucht. Ich wollte mich daher auf den Weg zu einer liebevollen Partnerschaft machen. Nummer vier der Big Five war gefunden.

Für den Moment hatte ich damit also bereits vier gute Gründe, auf jeden Fall weiterzuleben. Ein fünfter würde mir auch noch einfallen. Im Grunde musste ich immer nur auf meinen Bauch hören und ihm vertrauen.

## »Mein Bauch spricht«-Übung,

Für diese Übung braucht es Stille, Zeit für sich selbst und auch etwas Geduld. Ein guter Ort und eine gute Zeit, um in Kontakt mit seinem Bauchgefühl beziehungsweise seiner Intuition zu kommen, sind die dreißig Minuten im Bett, vor dem Einschlafen. Denn während des Tages – im Tagesgeschäft sozusagen – befindet sich unser Gehirn in der »Macher«-Rolle. Im Lauf der Nacht darf es ruhiger werden und sich erholen.

Setzen Sie sich bequem in Ihr Bett und machen es sich gemütlich. Sie können sich auch hinlegen, allerdings besteht dann die Wahrscheinlichkeit, dass Sie schnell einschlafen. Das ist natürlich grundsätzlich okay, aber nicht zielführend bei der Kommunikation mit Ihrem Bauch. Daher besser angenehm in die Kissen lehnen und eventuell auch für eine sanfte Beleuchtung sorgen.

Mit geschlossenen Augen richten Sie Ihren Fokus auf Ihren Atem. Atmen Sie tief in den Bauch ein. Atmen Sie langsam wieder aus und lösen Sie sich dabei auch von belastenden Gedanken, Gefühlen und Sorgen. Diesen Vorgang wiederholen Sie, bis eine angenehme Ruhe in Ihnen einkehrt. Zur Unterstützung und Beruhigung können Sie gedanklich einen großen Stein in einen See werfen. Verfolgen Sie die kreisförmigen Wellen bis zum Ufer oder bis sie auslaufen. Wenn der Moment der Ruhe gekommen ist, verschieben Sie Ihre Aufmerksamkeit vom Kopf zum Bauch.

Ihr Fokus liegt ab jetzt bei Ihren Gefühlen. Welches Gefühl zeigt sich nun? Sind es Angst und Unsicherheit? Ist es ein Gefühl der Müdigkeit? Oder eines der Sehnsucht? Alles ist in Ordnung. Jedes Gefühl darf seinen Platz haben. Es will einfach nur wahrgenommen und angenommen werden. Lassen Sie das aufkommende Gefühl kurz wirken und fragen Sie Ihren Bauch: »Was liegt hinter diesem Gefühl?« Ihr Fokus bleibt bei Ihrem Bauch. Atmen Sie weiter ruhig und sanft über Ihren Bauch aus und ein. Es taucht ein weiteres Gefühl auf. Sie verfahren wie eben beschrieben.

Dieser Vorgang kann durchaus fünf- bis zehnmal so ablaufen. Am Ende der Übung landen Sie immer in einem sehr angenehmen, liebevollen Zustand. Dieser ist ein Teil Ihrer Quelle. In ihn können Sie sich immer wieder zurückversetzen.

Bedanken Sie sich am Ende für diese kleine Reise durch Ihre Gefühle. Lassen Sie alle Bilder los und schlafen Sie mit einem besonders wohligen Gefühl des Zu-Hause-Seins ein. Machen Sie diese Übung, so oft Sie möchten. Sie klärt viele Emotionen auf, indem diese einfach da sein dürfen, ohne bewertet zu werden. Lassen Sie auf diesem Weg mehr Freude und Leichtigkeit in Ihr Leben. Gleichzeitig trainieren Sie auf diese Weise den Zugang zu Ihren Gefühlen. Im Lauf der Zeit entsteht ein Gleichgewicht zwischen Kopf und Herz. Merken Sie sich: Der Kopf ist die Schaltzentrale, das Herz mit seinen Gefühlen sitzt in der Chefetage.

---

Was ich zu diesem Zeitpunkt noch nicht wusste: Hinter meinem Rücken liefen die Verhandlungen bereits auf Hochtouren. Das Ego und der Geist hatten den Körper einbestellt und bombardierten ihn mit Vorwürfen: *Warum hast du das gemacht? Wie konntest du den Krebs zulassen? Du gefährdest das ganze System. Wie kann eine schnelle Lösung aussehen?*

Der Körper konnte mit den Vorwürfen nichts anfangen. Er fühlte sich unschuldig und sah gar nicht ein, dass er alle Schuld auf sich nehmen sollte. Verstärkung bekam er dabei von Herz und Seele, die in dieser Phase versuchten, allen Beteiligten, inklusive sich selbst, Mut zu machen und Kraft zu spenden. Sie lenkten den Blick auf die Interessen und die Bedürfnisse aller Beteiligten. Dem Körper zeigten Herz und Seele bei den wohltuenden Spaziergängen an der frischen Luft, dass die Kraft zurückkommen kann und die Angst der Sicherheit weichen darf. Dem Ego versuchten Herz und Seele zu erklären, dass es besser ist, einen Gang zurückzuschalten und Verständnis für andere zu haben. Gegenüber dem Geist betonten sie die Kraft der positiven Bilder, der schönen Momente und der Visualisierung der Wünsche. Und was sie selbst betraf, warfen sie Argumente wie »Ich bin für immer« sowie auch das Stichwort »Herzintelligenz«, also dass das Herz das innere Erleben eines Menschen beeinflusst, auf den Verhandlungstisch und brachten sich so in eine komfortable Position für die möglicherweise anstehenden Gespräche.

Alle Verhandlungspartner sollten erkennen, dass es nur miteinander gehen kann und es sich lohnen würde, gemeinsam einen behutsamen Weg zu beschreiten.

Indirekt, aber völlig unbewusst war ich selbst sogar an den Verhandlungen beteiligt. Denn mit dem Finden meiner Big Five – zugegeben, es waren bis dato erst vier Gründe – steuerte ich Kraftquellen für Körper, Geist, Seele, Herz und Ego bei, sodass die Verhandlungsbereitschaft bei ihnen stieg. Allerdings: Gerade das Ego, mein Ego, war noch nicht wirklich überzeugt. Ihm fehlte der Glaube, und es trat beim Vorankommen der Verhandlungen stark auf die Bremse.

**Rüstzeug für die anstehenden Verhandlungen:**
- Versuchen Sie, Frieden mit dem aktuellen Zustand zu schließen und nicht ständig zu hinterfragen, wie alles kam. Es ist jetzt, wie es ist.
- Überlegen Sie sich eine Handvoll besonders guter Gründe, die Sie stark machen und die die maximale Lust zum glücklichen Weiterleben aufladen. Ihr gesamtes System braucht jetzt positive Unterstützung.
- Fragen Sie in Ihrem persönlichen Umfeld – Sie müssen nicht den Grund des Nachhakens äußern – herum: »Wann habt Ihr mich total lebensfroh erlebt?«, »Wann habe ich ein Lächeln auf dem Gesicht?« Wir stochern oft im Nebel, wenn es um Gutes für uns geht, wo andere klare Sicht haben.
- Schreiben Sie einen liebevollen Brief an Ihren Körper, an Ihren Geist, an Ihre Seele und Ihr Herz. Sie

brauchen Zuspruch und Verständnis. Bitten Sie alle um Mithilfe bei der Suche nach den Big Five. Wenn Sie den Brief geschrieben haben, übergeben Sie diesen dem Feuer. Das gilt als abgeschickt.
- Sammeln Sie Zeitschriften. Jetzt ist Bastelzeit! Schneiden Sie alles aus, was Sie positiv anspricht. Gestalten Sie eine bunte Collage mit Ihren Wünschen. Das Bild wird voll möglicher Anwärter für die Big Five sein.
- Schreiben Sie eine Liste mit allen Dingen, die Sie ab sofort positiv verändern können und möchten. Zum Beispiel: Ab jetzt gehe ich jeden Tag für eine Stunde an der frischen Luft spazieren, oder: Ich werde mich um meinen Körper kümmern etc. Nutzen Sie beispielsweise Ihr Logbuch dazu, die Ideen festzuhalten.
- Wird eine schwerwiegende Krankheitsdiagnose ausgesprochen, verursacht dies in unserem System immer auch einen Schock. Dieser Schock benötigt auf jeden Fall im Verlauf der Heilung Aufmerksamkeit. Versuchen Sie den Schock etwas zu relativieren, indem Sie dem Wort »Krebs« die Bedrohlichkeit nehmen. Meine ganz persönliche Abkürzung für Krebs: **K**ein **R**isiko, sondern **E**ine **B**esondere **S**ituation!
- Lassen Sie jedes Gefühl zu. Von Trauer über Wut oder Einsamkeit bis hin zum Gedanken, dass vielleicht alles vorbei ist. Jedes Gefühl darf da sein, aber baden Sie nicht darin. Nutzen Sie immer wieder die STOPP-Übung (Seite 23), um die Gedanken zu klären und nicht den Blick für die Realität zu verlieren.

- Denken Sie daran: Die Kraftquelle und Basis für das gegenseitige Vertrauen der Verhandlungspartner sind Herz und Seele.

## 3  Der Kampf

Das Leben war doch merkwürdig. Zwar hatte ich mir nie wirklich einen Plan für mein Leben gemacht, doch hätte ich es getan – gewiss, dieser Plan hätte anders ausgesehen, ganz bestimmt nicht so: Es war April 2010, die Beziehung zu Tina war nach zwölf Jahren endgültig zu Ende, ich hatte seit vier Monaten eine Krebsdiagnose, und beruflich lief es so gut wie lange nicht mehr. Alles zusammengenommen schon verrückt und wohl auch der Grund, warum mein Ego nur schwer in Einklang mit den anderen Verhandlungspartnern – Körper, Geist und Seele – kam.

Mein Ego drückte sich davor, die Diagnose wirklich anzunehmen. Lieber sonnte es sich in dem Erfolg, dass der Tumor binnen vier Monaten um 2 mm kleiner geworden war, und glaubte daran, dass sich diese Entwicklung schon positiv fortsetzen würde. Mein Ego verdrängte das intensivere Nachdenken. Statt klein beizugeben und einmal zur Ruhe zu kommen, bauschte es sich vielmehr gerade gegenüber dem Körper immer wieder auf und schubste dessen Belange und Bedürfnisse wie das nach Ruhe und Entspannung ins Abseits. Laut meinem Ego hatte der Körper zu funktionieren. Und ich selbst war es, der dieses fast schon bedingungslose Verhalten über Jahre hinweg meinem Körper abverlangt hatte.

Ich war es gewohnt, dass es meistens nach meiner Nase beziehungsweise nach der meines Egos ging. Auf diese Art war ich erfolgreich, hatte mich durchs Leben gebissen und mich dabei immer wieder aufs Neue bewiesen. Beispiele dafür gab es genug: Von insgesamt 10 000 Bewerbern, die sich im Sommer 1984 bei der Offizierbewerberprüfzentrale in Köln vorstellten, kam ich unter die 1100, die genommen wurden. Diverse Vorträge, Fitnessübungen, knifflige Intelligenztests, Verhaltensbeobachtungen in der Gruppe – alles hatte ich mit Bravour gemeistert und konnte zum 1. Juli 1985 als Offizieranwärter antreten. Ich war es, der dann wenige Wochen später beim Gelöbnis der Rekruten vor über tausend Menschen im Sportstadion in Immenstadt die Rede hielt. Auch was danach folgte, baute auf einem starken Ego auf, war geprägt von einem großen Durchsetzungswillen und einer klaren Überzeugung:

1. 1986, Frühjahr: vier Monate Fahnenjunkerlehrgang in Aachen; Beförderung zum Fahnenjunker.
2. 1986, Juli bis September: Versetzung nach Bad Reichenhall als Ausbilder in der Grundausbildung.
3. 1986, Oktober: viereinhalb Monate Offiziersschule des Heeres in Hannover; Wahl zum Hörsaalsprecher; Beförderung zum Fähnrich.
4. 1987, April: Einzelkämpferlehrgang an der Fallschirmjägerschule mit erfolgreichem Abschluss. Die Ausbildung gehört bis heute zu den härtesten Prüfungen.

5. 1987, Oktober: Beginn des Maschinenbau-Studiums an der Bundeswehruniversität Neubiberg bei München.
6. 1988, Juli: Beförderung zum Leutnant.
7. 1991, April: Ende des Studiums; Abschluss mit Note 2 als Dipl.-Ing. (FH); anschließend die Übernahme einer Einheit von fünfzig Soldaten und fünfzehn zivilen Mitarbeitern. Zusätzlich Fähnrichoffizier und verantwortlich für den Offiziersnachwuchs im Verband.
8. 1993, April: Versetzung nach Füssen als Technischer Offizier.
9. 1994, Februar: Beantragung zum Berufssoldaten, um für die Generalstabsausbildung ausgewählt werden zu können. Vier Wochen später war der Antrag bewilligt.
10. 1994, Sommer: Übernahme einer Kriseneinheit in Füssen mit knapp 200 Soldaten und zivilen Mitarbeitern, Dienstgrad Hauptmann, Funktion Kompaniechef. Wir warteten monatlich auf den Einsatzbefehl zum Auslandseinsatz, damals nach Somalia oder in ein anderes Krisengebiet. Zudem wurde ich zur Vertrauensperson der Offiziere gewählt.
11. 1996, Sommer: Versetzung nach Aachen als Ausbilder von Offiziersanwärtern.
12. 1996, November: fünf Monate Stabsoffiziersgrundlehrgang in Hamburg.
13. 1998, Frühjahr: Konferenz und Entscheidung, dass ich zu den 12 Prozent aller Berufsoffiziere gehöre, die zur zweijährigen Generalstabsausbildung an der Führungsakademie der Bundeswehr zugelassen sind.

14. 1998, Sommer: Sprachausbildung Englisch und Französisch am Bundessprachenamt in Hürth bei Köln.
15. 1998, Oktober: Beginn der Generalstabsausbildung in Hamburg; herausgehobene Funktion als Vertrauensperson im Heeresteil (43 Offiziere) und Lehrgangssprecher im Gesamtlehrgang von ca. 90 Offizieren.
16. 1999, Januar: Beförderung zum Major.
17. 2000, Spätsommer: Abschluss als Major i.G., also Major im Generalstabsdienst, und erneute Auswahl für eine ausländische Militärakademie.
18. 2000, Dezember: Umzug nach Paris.
19. 2001, Januar: Beginn der eineinhalbjährigen Ausbildung an der französischen École Militaire in Paris.
20. 2001, Oktober: Einreichen der Kündigung.
21. 2001, 31. Dezember: ehrenhafte Entlassung.

Da gab es nichts dran zu rütteln: Ich war bei der Bundeswehr erfolgreich, sehr erfolgreich sogar. Ich war bei den Kollegen beliebt, bei den Vorgesetzten gut angesehen und hatte beste Karrierechancen – ein wahres Schlaraffenland für mein Ego. Ständig bekam es durch die Anerkennung neues Futter, was es groß und stark hatte werden lassen, und gewiss ist: Wäre es ausschließlich nur nach ihm gegangen, wäre ich bei der Bundeswehr geblieben und irgendwann General geworden.

Doch mehr und mehr meldeten sich damals auch das Herz und die Seele, sodass für meine Kündigung bei der Bundeswehr dann verschiedene Gründe zusammenkamen. Ich hatte den Eindruck, dass sich die Ausbildung und das Handeln der Führung kaum an den neuen Risiken orientierten, wie wir sie beispielsweise in Somalia erlebten. Zudem fühlte ich mich eingeschlossen, abgeschirmt von der »normalen« Welt. Man bewegte sich doch zu ausschließlich nur unter seinesgleichen, die Gespräche drehten sich zu häufig immer um dieselben Themen wie Krieg, Kampfeinsätze, Angriffspläne, nächste Beförderungsmöglichkeiten etc., und dann kamen auch noch die Ereignisse des 11. September 2001 hinzu.

Ich saß an diesem Tag mit siebzehn weiteren Offizieren aus acht Nationen in einem Hörsaal der École Militaire. Wir starteten an diesem Tag mit einer Übung, die sich mit neuen asymmetrischen Bedrohungen im Rahmen des internationalen Terrorismus beschäftigen sollte. Jeder Hörsaal hatte einen Monitor, der als ganz normaler Fernseher diente, aber auch für Videoschaltungen während der Übungen genutzt werden konnte. Relativ früh in der Übungsphase gingen plötzlich diese Monitore an und spielten Bilder von einem Flugzeug ab, das in den ersten Turm des World Trade Center krachte. Wir Offiziere sahen uns an und dachten nur: »Die Franzosen haben es aber drauf. Die haben für diese Übung extra ein Video produziert, das ein mögliches Szenario des internationalen Terrorismus abbildet. Wahnsinn!« Kurzum: Wie hielten das Gesehene für ein perfektes Fake. Extra für uns arrangiert. Dieser Glaube hielt jedoch nur zwei Minuten. Dann kam über das interne Mailsystem die Information: »Übungsunterbrechung. Die Einspielung ist live aus dem Fernsehen. Unsere Verbündeten werden angegriffen. Stellen Sie sich kurzfristig auf neue Befehle ein ...«

Ab dieser Minute hatte jeder verstanden, dass zwölf Jahre nach dem Ende des Kalten Kriegs das Geschäft wieder ganz heiß war.

Am Abend ging ich zur inzwischen einer Festung gleichenden amerikanischen Botschaft in Paris, um eine Kerze zu entzünden für die vielen Menschen, die an diesem Tag bei dem Terroranschlag ihr Leben verloren hatten. Ich wusste in diesem Moment, dass wir uns wieder um eine weitere Galaxie vom Frieden entfernt hatten, und desto mehr war ich überzeugt: Mein Weg ist ab heute der Weg des Friedens!

Gleich im Januar 2002 begann ich als Personalleiter bei einer Werbeagentur in Wiesbaden. Sie gehörte einem alten Schulfreund. Ich hatte wirklich Glück. Nach einigen Monaten fühlte ich mich jedoch zu eingeengt, die Agentur war mir zu klein. Ich wollte ein größeres, abwechslungsreicheres Umfeld. Im Juli 2002 wechselte ich daher über einen Kontakt aus der Werbebranche zur WISAG, einem Familienunternehmen mit heute circa 50 000 Mitarbeitern. Binnen wenigen Monaten wurde ich dort Geschäftsführer und betreute mit rund 400 Mitarbeitern etliche Kunden im Facility Management. Danach wurde ich Vertriebskoordinator, begleitete eine wichtige Unternehmensintegration und wurde anschließend Geschäftsführer der WISAG Catering. Ich merkte, dass ich gern moderiere, gern vorn stehe, führe und dass Menschen mich verstehen, wenn ich etwas erkläre, und dass ich einen Blick für strategische Dinge habe. 2007 machte ich mich daher als Managementtrainer und Moderator selbständig.

Für mein Ego gab es keinen Grund zu meckern. Jedes neue Jahr war besser als das vorherige. So waren eben auch 2009 vor der Krebsdiagnose und 2010 nach der Diagnose geprägt von dem Ego-Ansinnen: Ich bin wichtig, und ich werde laufend wichtiger! Ich hatte einen großen Auftrag für SAP erhalten. War Teil eines Trainerteams und ständig in halb Europa – der Schweiz, den Beneluxländern, Polen, Ungarn und

Dänemark – unterwegs. Ich gab Vertriebstrainings für die SAP-Consultants. Ich fühlte mich bestens, das Ansehen wuchs, und das Geld floss reichlich.

Im Grunde war es nur eine logische Schlussfolgerung, dass mein Ego keine große Lust hatte, sich mit einem Krebstumor auseinanderzusetzen. Warum auch, da doch der Tumor schon kleiner geworden war?

Zudem gab es da ja noch die Trennung von Tina. Ich war traurig und froh gleichermaßen. Eine Beziehung ging in die Brüche, doch es löste sich damit auch endlich ein Knoten festgefahrener und verstrickter Emotionen. Meine eingesperrte Emotionalität ließ mich in unserer zwölfjährigen Partnerschaft viele wichtige Themen auch nicht ansprechen. Auch Tina hatte sich daher mehr und mehr in sich zurückgezogen. Wir waren nicht mehr eins. Wir raubten uns gegenseitig Energien, statt uns gegenseitig zu unterstützen. Ich wusste daher, dass es das Beste für uns beide war. Jeder musste seinen eigenen neuen Weg in seiner Kraft gehen. Anfang Mai 2010 zog ich aus unserem gemeinsamen Zuhause, einem gemieteten Reihenendhaus in Eitorf, aus und ein in ein kleines Appartement in Bad Honnef.

Diese Wochen waren somit das reinste Gefühlschaos, emotional zu mindestens 110 Prozent aufgeladen. Job, Privatleben, Krebs – und ein Ego, das rebellierte. Mein Ego sah keine Veranlassung zu Verhandlungen. Es pfiff auf meinen Körper, meinen Geist und meine Seele, und es bäumte sich auf, wenn ich zur Ruhe kommen und intensiver nachdenken wollte. Erst später, im Rahmen der Verhandlungen, realisierte ich, dass das Ego nur deshalb so viel Angst hatte, weil es keine Lösung, vor allem keine schnelle Lösung für sich sah.

Das Ego wusste: Wenn der Körper geht, dann muss es mitgehen.

Zugegeben: Ich konnte meinem Ego die Ignoranz nicht wirklich verübeln. Zum einen, weil ich es, wie erwähnt, darauf hintrainiert hatte, zum anderen war die Situation so einfach auch bequem. Und wahrscheinlich hätte sich an der Haltung meines Egos nichts geändert, wäre nicht Ende April 2010 Valerie und dieser mysteriöse Brief aufgetaucht ...

Es war während einer Transformationswoche von Robert Betz, einem Psychologen und Lebenslehrer, der regelmäßig deutschlandweit Seminare zu den verschiedensten Lebensthemen hält. Der Kontakt zu ihm und die Idee der Seminarteilnahme kamen noch über meine Exfrau Tina. Sie hatte zu Hause einige CDs von Robert Betz und mich auf eine Transformationswoche aufmerksam gemacht. Zwar war ich spirituellen Dingen gegenüber durchaus aufgeschlossen und vor allem immer neugierig auf Neues, unternahm ja beispielsweise schamanische Reisen oder meditierte, doch sich im Rahmen einer riesigen Gruppe zu öffnen – schwierig. Zumal auch der Zugang zu der Spiritualität bei mir erst in den Kinderschuhen steckte. Genauer gesagt: Früher, zu meiner Zeit als Offizier und davor hätte ich gleich genervt abgewinkt und eine Transformationswoche als den »totalen Quatsch« bezeichnet. Doch wie sich später herausstellte – bei einer Rückführung im Hypnosezustand –, hatte das Wachstum des Tumors wohl bereits etwa im Jahr 2002 oder 2003 begonnen. Intuitiv hatte sich mein Körper darauf eingestellt und auf mich aufgepasst. Seit dieser Zeit hatte ich völlig unbewusst auf Kaffee verzichtet, mir eine Reinwasseranlage gekauft, meinen Fleischkonsum reduziert und auch den Verbrauch von Milchprodukten heruntergeschraubt. Gleichzeitig hatte sich mein System ganz behutsam für neue Wege und mehr Bewusstsein geöffnet.

Aber Körper und Geist mussten sich erst weiter annähern, und so behagte es mir als erfolgreicher und doch immer noch sehr rational denkender ehemaliger Bundeswehroffizier und jetziger Managementtrainer eher weniger, sich eine Woche intensiv im Rahmen von Vorträgen und Meditationen mit sich selbst, mit möglichen Sorgen und auch mit dem eigenen Körper zu beschäftigen. Auch mein Ego schüttelte nur zweifelnd den Kopf und hinterfragte den Sinn dieser einwöchigen Aktion.

Doch bei der Anmeldung war ich noch mit Tina zusammen und wollte ihr einen Gefallen tun. Zudem wollte ich mein manchmal bohrendes Gewissen von wegen »Du hast Krebs, denk daran und mach etwas!« beruhigen. Vielleicht hielt mein Gewissen nach einer Transformationswoche endlich den Mund und war zufrieden. Zumal ich mich doch schon auf der Zielgeraden – so dachte ich damals zumindest – befand. Lucky war kleiner geworden, ein Zeichen, das ich gern leichtgläubig als Verabschiedung deutete.

So reiste ich mit einem recht beflügelten Ego nach Oberstaufen und quartierte mich in dem Hotel ein, wo das Seminar stattfand.

Gleich am zweiten Tag, nach einer Körpermeditation, erzählte ich den circa hundert Anwesenden von meinem Tumor, und das in einer gewissen Siegermentalität. Sätze fielen wie: »Hab es fast geschafft ...« und »Habe keinen Kontakt mehr zum Tumor. Er ist inzwischen ungefährlich ...«. Mein Ego war voll in Fahrt – aus heutiger Sicht eine Katastrophe.

In der nächsten Seminarpause kam dann Valerie, eine der Teilnehmerinnen, auf mich zu. Ich wunderte mich, als sie mich ansprach. Wir kannten uns nicht, hatten uns nie zuvor gesehen. Es folgte ein kurzer Smalltalk rund um das Seminar, bevor sie mir ohne Vorankündigung einen Brief aushändigte und sagte: »Den soll ich dir geben, der ist für dich.« Weg war sie.

In einer ruhigen Ecke öffnete ich den Brief und las jede Zeile. (Zum Schutz der Gefühle von Karls Eltern und aufgrund des großen Respekts ihnen gegenüber handelt es sich selbstverständlich nur um Auszüge aus dem Schreiben.)

*Lieber alter Freund, 12er*

*… Uwe, endlich kann ich mit Dir reden, Kumpel. Das freut mich … Bin stolz auf Dich! Mannomann, wer hätte das gedacht, was aus Dir so wird? Hätte nicht gedacht, dass Du Vater Staat den blanken Arsch zeigst. Nee, nee …*

*… Aber nun, warum ich noch hier bin. Mich hat etwas gequält. Ich konnt deshalb nicht gehen. Was ein Scheiß: Aber is ja nie zu spät, nech? Ich möchte, dass Du mit meiner Mutter sprichst … Ich habe ihr so viel Unrecht getan. Sach ihr, dass es mir leidtut. Sehr leid. Ich hab mich schlimm, schlimm, schlimm verhalten. Und das tut mir nun leid, ich konnt ihr das nicht mehr sagen. Und einen Brief konnt ich auch nicht schreiben, als ich an dieser Scheißkrankheit gestorben bin. Ging einfach nicht. Muss man sich mal vorstellen, nicht mal da konnt ichs … Na egal, Schnee von gestern, so sagt man ja …*

*… Also sag ihr, dass mir alles leidtut, was ich ihr angetan habe. Sie konnt nix dafür …*

*Drück Dich, Alter, und danke Dir*
*Kalle*

Kalle? Warum war der Brief mit »Kalle«, ein gebräuchlicher Spitzname für Karl, unterzeichnet? Der Brief stammte doch ganz offensichtlich von Michael, einem verstorbenen, sehr guten Freund und Offizierskameraden. Da gab es kein Vertun. Viele Details inklusive geheimer Ausdrücke aus unserer gemeinsamen Militärzeit wie etwa »12er« (damit bezog er sich auf unsere Anfangszeit beim Bund, da waren wir »SaZ 12«, das heißt »Soldat auf Zeit für zwölf Jahre«, salopp abgekürzt »12er«), aber auch seinen langjährigen Bluthochdruck, den er seit seiner Kindheit immer mit Medikamenten im Griff halten musste und weswegen er kein Berufssoldat werden konnte, das Verhältnis zu seiner Mutter und die Momente vor seinem Tod – alles war beschrieben.

Mein Weltbild als Ingenieur und ehemaliger Offizier kippte binnen wenigen Minuten weg. Wie war das möglich? Michael war damals seit etwa vier Jahren tot. Die Nachricht von seinem Absturz bei einer Bergtour in Griechenland hatte mich damals schwer erschüttert.

In der nächsten Seminarpause stürzte ich gleich auf Valerie zu, um meine zwei Fragen loszuwerden. Die erste lautete: Wie geht so etwas? Die zweite: Warum stimmte alles, nur der Name nicht?

Valerie: »Der Brief ist mir durchgechannelt worden. Ich habe da eine besondere Fähigkeit.«

Ich: »Aha, gechannelt … äh ja, verstehe, schon klar.« (Das Wort kannte ich damals nicht einmal.)

Ich: »Gibt es für den anderen Namen eine Erklärung? Eigentlich müsste der Brief mit Michael oder Micha unterschrieben sein.«

Valerie: »Hm, nein. Aber ich werde noch einmal nachfragen.«

Ich: »Wie nachfragen …?« (Bestimmt meint sie irgendwo da oben, hahaha.)

Valerie: »Na, bei meinem Kanal.«

Ich: »Ach so, ja klar, verstehe.« (… und im All leben Außerirdische, auf Bäumen wachsen gebratene Hühnchen, und im Sommer schneit es …)

Ich empfand das alles eigentlich wirklich absurd und konnte verstehen, dass sich gleich auch mein Ego in die Unterhaltung einmischte. Aber ich verbat ihm die Einmischung. Es gab schließlich Beweise in Papierform – und Michael, ein sehr guter Freund, hatte ein Anliegen. Ich sollte Kontakt mit seiner Mutter aufnehmen und ihr eine Botschaft übermitteln, die er selbst zu Lebzeiten nicht mehr überbringen konnte. Das wollte ich erledigen, das war Ehrensache zwischen zwei Offizieren. Und so schob ich die Zweifel beiseite.

Am nächsten Seminartag kam Valerie dann wieder zu mir und sagte: »Ich habe da noch etwas für dich.« Sie übergab mir erneut einen Brief. Dieser lieferte in wenigen Sätzen die Antwort auf meine noch unbeantwortete Frage:

*Die Erklärung für Karl ist ganz einfach. Karl ist einer meiner Vornamen. So hätte ich heißen sollen, wenn es nach meiner Mutter gegangen wäre. Karl war ihre erste große Liebe. Ich weiß das, weil ich einmal heimlich in ihren Jugendbriefen gestöbert habe.*

Zum zweiten Mal war ich baff. Konnte das wirklich stimmen? Oder erlaubte sich da jemand einen üblen Scherz mit mir? Wer war diese Valerie überhaupt? Kannte sie Michael vielleicht von früher? Hatte er ihr von mir erzählt? Ich recherchierte die Hintergründe und hakte auch direkt bei Valerie noch einmal nach. Sie war Juristin, die Fähigkeit des Channelns hatte sie erst einige Wochen vor dem Seminar bei sich festgestellt und erfahren. Sie befand sich in ihrer persönlichen Transformation, wie sie sagte, und das traf übrigens auf die meisten Teilnehmer des Seminars zu. So gesehen: So unglaublich und unmöglich die Sache mir erschien, sie war real. Ich hatte es schwarz auf weiß in Form eines Briefes.

Die restlichen Tage der Seminarwoche wurden für mich zur Nebensache. So schnell wie möglich wollte ich den Dingen auf den Grund gehen – und tat es. Kaum wieder zu Hause angekommen, rief ich bei Michaels Eltern an. Seine Mutter hatte ich nur kurz am Telefon. Ihr gesundheitlicher Zustand hatte sich seit Michaels Tod verschlechtert. Sein Vater übernahm das Gespräch. Ich erzählte in kurzen Worten, was mein Anliegen sei. Bevor ich zu den Details kam, wollte ich das Rätsel der Vornamen lüften und fragte: »Sagen Sie einmal, hatte Michael eigentlich mehrere Vornamen?« Darauf der Vater: »Ja, klar. Er hatte drei: Michael, dann Christian, so wie mein Name, und ...« – in diesem Moment rief seine Mutter ganz laut dazwischen: » ... und Karl!« Noch heute bekomme ich bei der Erinnerung an diesen Augenblick eine Gänsehaut. Es schien eine Verbindung zu verstorbenen Seelen zu geben. Unglaublich.

Dieser Brief, besser gesagt diese zwei Briefe, die Begegnung mit Valerie und damit das Kennenlernen von Menschen mit medialen Fähigkeiten war eine Revolution in meinem Weltbild und ein klarer K.-o.-Schlag für mein damals übermächtiges Ego. Dem fehlten plötzlich die Worte und Einwände, und so war es mucksmäuschenstill.

Ich weiß, dass gewiss nun einige erstaunt, zweifelnd oder gar verärgert den Kopf schütteln und alles für großen Humbug halten. Doch gerade mit meinem Background als ehemaliger Bundeswehrsoldat und jetziger Managementtrainer bin ich auch viel zu sehr im Hier und Jetzt verankert, sehe die Dinge zumeist klar und nüchtern, als dass ich mir einen Bären aufbinden lasse. Es gibt den Brief, es gibt Valerie, und Michael hieß tatsächlich auch Karl.

Später, bereits während und nach der Verhandlungsphase, entwickelte ich noch zwei Übungen, die hervorragend dazu geeignet sind, ein zu starkes Ego zu zügeln, und für Klarheit sorgen können. Denn in der Phase einer Diagnose mit einem entsprechenden Krankheitsbild dominiert das Ego unser Denken. Angst ist das vorherrschende Gefühl. Was wir aber oft brauchen, ist eine Einschätzung unseres Körpers beziehungsweise unserer Körperweisheit. Unser Körper ist der Ort, in dem wir leben. Bei einer Krebsdiagnose sind wir jedoch ein Stück von ihm getrennt. Folgende Übung ist eine Möglichkeit, in direkten Kontakt zu ihm zu kommen:

## »Mein Körper als Pendel«-Übung

Stellen Sie sich aufrecht hin, beide Füße stehen fest auf dem Boden. Die Schultern sind leicht nach hinten geneigt, der Oberkörper ist gerade, die Augen blicken nach vorn. Schließen Sie die Augen und finden Sie zu Ihrem ruhigen Atem. Mit Ihrer inneren Stimme sagen Sie jetzt ganz oft: »Ja, ja, ja, ja …«

Beobachten Sie, was Ihr Körper macht, wie er reagiert. In den meisten Fällen neigt sich Ihr gesamter Körper leicht nach vorn, Sie stehen auf den Zehenspitzen. Es kann sein, dass Sie es öfter üben müssen, bis Sie einen deutlichen Effekt sehen. Es kann auch sein, dass sich Ihr Körper in eine andere Richtung bewegt. Alles ist in Ordnung. Bei mir ist es nach vielen Jahren der Praxis so, dass ich fast nach vorn umfalle.

Im nächsten Schritt sagen Sie mit Ihrer inneren Stimme: »Nein, nein, nein, nein…« Beobachten Sie auch hier, wie Ihr Körper reagiert. Ich stehe dann zumeist auf den Fersen.

Vor jeder neuen Pendelsitzung sollten Sie Ihren Körper mit dem »Ja«- und »Nein«-Sagen justieren.

Starten Sie doch direkt mit einem Versuch. Halten Sie eine Schale Pommes oder eine Flasche Wein mit einer Hand vor den Bauch. Was sagt Ihr Körper? In der Regel antwortet er Ihnen mit »Nein«. Pommes sind zu fettig, ungesund und passen zum momentanen Zeitpunkt überhaupt nicht in das System. Versuchen Sie es dann mit einem Apfel. In der Regel antwortet Ihr Körper Ihnen dann mit einem »Ja«. Ein Apfel ist gesund, liefert Energie. Das, was Ihr Körper gerade braucht.

Ihre Körperintelligenz ist unschlagbar und schaltet Ihr Denken völlig aus. Sie werden feststellen, dass Ihr Kopf oftmals etwas anderes dachte als Ihr Körper.

Ich nutze diese Übung sowohl spontan bei eher kleinen Entscheidungen, wenn ich Lebensmittel einkaufe, aber auch, um den richtigen Zeitpunkt herauszufinden für eine Maßnahme wie beispielsweise eine Zahnbehandlung. Dann schreibe ich mir alle möglichen Lösungen auf verschiedene Zettel, lege sie mit der Schrift nach unten und mische sie. Danach nehme ich jeweils einen Zettel nach dem anderen und halte diesen verdeckt vor meinen Bauch. Die Pendelübung sagt mir über meine Körperwahrnehmung, was er davon hält – im Sinne von: »Bekomme ich Energie, oder wird mir Energie abgezogen?«

Wichtig ist, dass die Fragen klar formuliert sind und nur ein »Ja« beziehungsweise »Nein« als Antwort zulassen. Sie können jeden Sachverhalt, der aktuell ansteht, mit dieser Körperübung als Entscheidungshilfe anpacken.

---

Diese Übung vereint viele positive Effekte. Die Übung, besser gesagt, unser Körper gibt uns eine klare Antwort auf eine oder mehrere Fragen. Die direkte Befragung des Körpers beziehungsweise seine direkte Einbeziehung in die Belange, hat zur Folge, dass wir ihn deutlicher wahrnehmen und auch er selbst sich mehr angenommen fühlt. Dies ist eine Grundvoraussetzung, um ihn als sehr wichtigen Partner an den Verhandlungstisch zu bekommen. Worte können lügen, unser Körper nie. Wir bekommen also auch mehr Klarheit in unser Gesamtsystem.

Die zweite Übung, die ich Ihnen nahelegen möchte, um Ihrem Ego auf die Spur zu kommen, aber auch, um es auf den richtigen Weg zum Verhandlungstisch zu bringen, ist die »Ich bin …«-Übung.

»Ich bin« sind zwei kleine Wörter mit einer großen Wirkung. Verschiedene Bereiche in uns werden damit konfrontiert, sowohl positiv unterstützend als auch negativ energieraubend. Sie sind verbunden mit unserem Ego, zum Beispiel durch Sätze wie: »Ich bin verärgert!«, oder »Ich bin voller Lebensfreude!« Sie sind auch verbunden mit unserem Körper durch Formulierungen wie: »Ich bin ein Krebspatient«, oder »Ich bin mit all meinen Zellen liebevoll verbunden.«

Natürlich stehen diese beiden Wörter ebenfalls in enger Verbindung zu unserer Seele, ausgedrückt in Sätzen wie: »Ich bin für immer.«

## »Ich bin …«-Übung

Nehmen Sie sich dreißig Minuten Zeit und Ruhe für sich. Ausgestattet mit Ihrem Logbuch und einem Stift setzen Sie sich zu Hause an Ihren Lieblingsplatz.

Stellen Sie beide Beine fest auf den Boden und atmen Sie mehrmals tief in Ihren Bauch ein und aus. Schließen Sie die Augen und kommen Sie zur Ruhe.

Sagen Sie sich mit Ihrer inneren Stimme: »Ich bin …« – und warten Sie, was Sie als Antwort erhalten, und schreiben Sie es auf. Beispiele: Ich bin verärgert, ich bin ängstlich, ich bin kreativ, ich bin sauer, ich bin voller Freude usw.

Fünf bis zehn Dinge werden schnell erscheinen, dann kann es für einen Moment auch ruhiger werden. Jetzt heißt es dranbleiben und die Stille aushalten. Weiter geht es: »Ich bin …«

Am Ende haben Sie eine lange Liste vor sich. Markieren Sie jetzt alle »Ich bin …« mit einer positiven nährenden Aussage in grüner Farbe. Alle anderen »Ich bin …« markieren Sie in roter Farbe. Besonders schwere, rot markierte Aussagen versehen Sie zusätzlich mit einem kleinen Blitz. Ein Beispiel dafür könnte sein: »Ich bin voller Todesangst!«

Zählen Sie alle grünen, dann alle roten Markierungen zusammen. Sind über zwei Drittel der Aussagen grün, sind Sie auf einem wirklich guten Weg. Ihr Gedanken und Ihre Worte unterstützen Sie positiv.

Sehen Sie sich Ihre roten Aussagen an und priorisieren Sie. Welche rote Aussage möchten Sie vorrangig anpacken und verändern? Diese Aussage können Sie mitnehmen zu Ihrem Therapeuten, zum Seelenschreiben (dazu später mehr) oder in die Gedankenwelt Ihres Logbuchs. Dort, wo Sie sich gut aufgehoben fühlen, dort packen Sie diesen roten Punkt an. Fazit: Der schlimmste Energieräuber ist gefasst und verarztet. Weiter so!

Ergibt Ihre Auszählung aber 50 Prozent oder mehr an roten Aussagen, dann ist diese kleine Übung eine besondere Einladung für eine intensive Arbeit mit sich selbst. Ihr Tag scheint geprägt von Sorgen, Ängsten und destruktiven Gedanken. Sie blockieren sich selbst. Versuchen Sie den tiefer liegenden Grund zu identifizieren. Holen Sie sich für die Abarbeitung ruhig auch Unterstützung, beispielsweise durch Freunde mit einem guten Gefühl für Nähe und Distanz und die mit sich im Klaren sind. Diese können Sie beschreiben, über Sie reflektieren. Denn Sie selbst sind vermutlich so routiniert mit diesen destruktiven Gedanken verbunden, dass Sie den Weg heraus nicht sehen können.

Machen Sie diese Übung ruhig einmal im Monat. Sie werden feststellen, dass diese Klärungsarbeit ihre Spuren hinterlässt und sich Sätze häufen werden wie: »Ich bin glücklich«, »Ich bin froh«, »Ich bin voller Lebensfreude«, »Ich bin mit mir selbst verbunden«, »Ich bin liebevoll«, »Ich spüre die Leichtigkeit in meinem Körper« und, und, und!

Jede Aussage über uns selbst ist ein Glied einer Kette und löst eine Reaktion aus. Die Kettenreaktion heißt: Emotionen unter dem Einfluss unseres Egos steuern Gedanken, Gedanken steuern Worte, Worte steuern Aufmerksamkeit, Aufmerksamkeit steuert Energiefluss, Energiefluss beeinflusst jede Zelle in uns.

Die »Ich bin...«-Übung hilft dabei, in Kommunikation mit sich selbst zu treten, und dient dazu, dass Sie eine Art Messung vornehmen, vergleichbar einer Fiebermessung. Das »Thermometer« zeigt an, ob Ihre Temperatur im grünen oder im roten Bereich liegt. Im roten Bereich sind Sie stark von Ihrem Ego abhängig. Es flüstert Ihnen ständig zu, wie gefährlich alles werden könnte und was Sie deswegen alles tun müssen. Im grünen Bereich sind Sie gut verbunden mit sich, Ihrer Intuition und Ihrem Gesamtsystem.

Derartige Übungen wie die »Mein Körper als Pendel«- oder die »Ich bin ...«-Übung helfen, potenzielle Verhandlungspartner, in diesem Fall das Ego, ganz behutsam anzusprechen, ihnen Zeit zu geben und langsam auf die Gespräche mit Körper, Geist und Seele vorzubereiten.

Ich konnte damals mein Ego damit packen und schaffe es bis heute immer wieder. Schließlich winkt nach den Verhandlungen ein Leben mit mehr Leichtigkeit und mehr Liebe – vorausgesetzt, Sie hören auch auf Ihr Herz und lassen sich ein auf Ihre Seele.

**Rüstzeug für die anstehenden Verhandlungen:**
- Haben Sie Verständnis für Ihr Ego. Es hat Ihnen Ihr bisheriges Leben treue Dienste geleistet. Es erkennt schnell, dass die Zeit endlich werden könnte, und hat sehr viel Angst. Angst macht klein und lässt Sie nur mit einem Tunnelblick durch die Welt laufen.

Machen Sie Ihrem Ego in kleinen Schritten Mut, freuen Sie sich über kleine Fortschritte, liebe Menschen oder den blauen Himmel.

- Angst ist ein schlechter Ratgeber, aber in dieser Phase der einzige des Egos. Der Angstspirale zu entkommen, das ist die größte Herausforderung. Ein erster Schritt dahin: Wenn Sie sich etwas vornehmen, was auch nur im Ansatz eine Gefahr für Ihr Ego darstellen könnte, formulieren Sie es positiv. Beispiel: »Die nächste Kontrolluntersuchung steht an.« Während sich in Ihrem Ego Angst aufbaut und mit Gedanken antreibt wie: »Was, wenn alles noch schlimmer wird?«, lenken Sie ein und sagen sich: »Liebes Ego, nach dieser Untersuchung sehen wir klarer und können eine neue, bessere Entscheidung treffen, wenn es notwendig ist. Und eine bessere Entscheidung erhöht unsere Chance auf einen neuen Lebensabschnitt mit mehr Gesundheit und Lebensfreude.«
- Schreiben Sie einen Brief an Ihr Ego. Mit einer gezielten Ansprache versteht es, dass es sich nicht immer mit dem Megafon Gehör verschaffen und nicht immer im Mittelpunkt stehen muss. Bedanken Sie sich aber auch bei Ihrem Ego, es hat schon sehr viel Positives für Sie erledigt. Kleiner Tipp: Nutzen Sie eine Stunde sehr früh am Tag. Ihr Ego ist dann noch etwas verschlafen, und es spricht eher mit Ihnen als gegen Sie. Bitten Sie darum, dass es Sie gut unterstützt. Sprechen Sie Ihr Ego gezielt an, dass es sich jetzt bitte ruhig einmal kleinmacht und einen Schritt zurücktritt.

- Hüten Sie sich vor Versprechungen Dritter. Das Ego ist anfällig, es sucht nach schneller Sicherheit. Glauben Sie nichts blauäugig, versuchen Sie zu fühlen, ob es zu Ihnen passt. Ziehen Sie gern die Pendelübung (Seite 66) zu rate.
- Schreiben Sie alle Ängste in Ihr Logbuch. Beschreiben ist die erste Stufe der Materialisierung. Jetzt stehen die Ängste wenigstens mal schwarz auf weiß da. Vielleicht mögen Sie noch eine Prioritätenliste erstellen. Setzen Sie sich mit der zuerst aufgelisteten Angst als Erstes auseinander. Allein der Umstand, dass die Angst bewusst wahrgenommen wird, reduziert sie bereits.

## 4 Die Verbündeten

Regelmäßige Arztbesuche? Austausch mit anderen Betroffenen? Überhaupt Gespräche über Lucky? Nein. Wieso denn auch? Der Tumor war kleiner geworden – ganz ohne Chemie, ganz ohne Bestrahlungen und ganz ohne Operation. Ein paar Auseinandersetzungen mit dem Ego, ein bisschen Reflektieren, ein bisschen spirituelle Beschäftigung – warum sollte ich großartig etwas verändern, wenn ich mich doch anscheinend auf einem guten Weg befand?

Es war wirklich verrückt. Mein Weltbild war durch den Brief von Michael ins Wanken geraten, doch genauso schnell, wie dies geschehen war, genauso schnell berappelte es sich auch wieder. Ich und krank? I wo. Ich und kürzertreten? I wo. Ich und Probleme im Leben? I wo. Das Ego versuchte knallhart, erneut die Oberhand zu gewinnen. Allerdings: Es war angeknackst und haderte noch mit der Verletzung durch den Brief und die daraus folgende Erkenntnis, dass es nicht immer im Recht ist und nicht alles weiß. So rannte ich zwar weiter im Hamsterrad des Alltags, absolvierte meine acht bis zehn Stunden pro Tag im Job, hielt Seminare, reiste quer durch Europa, unterhielt mich mit Kollegen darüber, wie man noch bekannter werden konnte, plauderte mit der Nachbarin übers Wetter – das Paradoxe bei einer Krebserkrankung ist ja, dass man sie oftmals dem Betroffenen, solange keine Chemo erfolgt, gar nicht ansieht und so auch zwangsläufig von uninformierten Außenstehenden gar nicht thematisiert wird –, doch bei all diesem Tun spürte ich eine gewisse Empfänglichkeit für Emotionales und Spirituelles, stärker als zuvor in meinem Leben.

Natürlich taten die Lebensumstände ihr Übriges dazu. Ich befand mich in einer Achterbahn der Gefühle. Gegenüber Tina wurden die ersten Gedanken zum Thema Scheidung ausgesprochen. Es war eine Mischung aus Erleichterung und Freude auf Neues, gepaart mit tiefster Traurigkeit. Überdies hatte ich mich mit Valerie getroffen. Wir hatten nach der Transformationswoche die Telefonnummern ausgetauscht, und ich besuchte sie zwei Wochen später in Lippstadt. Valerie faszinierte mich mit ihren medialen Fähigkeiten, und das erste Treffen, die erste Berührung veränderte in mir alles, was ich zuvor in einer Partnerschaft erlebt hatte. Mir wurde klar, dass Valerie ein nächstes Kapitel in meinem Leben öffnen würde.

In meinem neuen Zuhause, dem Appartement in Bad Honnef, saß ich nach der Arbeit oft abends auf dem Sofa, ließ die Gedanken schweifen, landete dabei mal in meiner Kindheit, mal in der Zukunft – Lucky spielte hier keine Rolle –, beschäftigte mich mit der Gegenwart und horchte in mich hinein. Es waren Momente, in denen mein ambitioniertes Ego sich eine Pause gönnte, ich in mir nach Träumen und Wünschen suchte und sich, ehe ich michs versah, plötzlich mein Herz meldete, indem ich eine Wärme in mir aufsteigen fühlte.

Ich war völlig verunsichert und wusste nicht recht, wie ich reagieren sollte. Obgleich mein Herz mir körperlich so nah war, stellte ich fest, dass ich die Beziehung und Bindung zu ihm verloren hatte. Viel zu selten hatte ich ihm Raum gegeben und es nach seiner Meinung gefragt. Ich schämte mich und sagte laut an mein Herz gewandt: »Es tut mir leid, dass ich nie mit dir gesprochen habe. Es tut mir leid, dass ich dich nie gefühlt habe. Ich habe dich nie beachtet, entschuldige bitte. Wie geht es dir, liebes Herz? Du schenkst mir jede Lebensminute, mit dir darf ich jeden Tag aufs Neue spannende 24 Stunden erleben. Was bewegt dich, liebes Herz?«

Ein paar Tränen trauten sich hervor, durchbrachen den Glauben – ganz ähnlich wie in dem Moment im Zug, auf der Heimfahrt kurz nach der Diagnosestellung –, dass Jungs nicht weinen dürfen und starke Männer sowieso nicht. »Liebes Herz, wollen wir beide beste Freunde werden? Wir lachen zusammen, lernen Leichtigkeit, leben im Jetzt und noch viel mehr. Ich würde mich darüber sehr freuen. Ich habe dich lieb!«

Leise meldeten sich noch einige Tränen der Freude und des Glücks. Ich war fündig geworden. Wie auf einem großen Plakat erschien mir mein Herz als Nummer fünf meiner Big Five. Ich beschloss, dass ich achtsamer sein und mich aufmachen würde zu meinem Herzen, das so lange nicht zu mir vordringen konnte. Es hatte sich nicht funktional, aber emotional zurückgezogen, um zu überleben. Aber fortan sollten wir ein Team sein, mein Herz und ich.

Später entwickelte ich sogar eine eigene kleine Übung, um ganz konkret und direkt mit meinem Herzen in Verbindung zu treten. Die Übung nenne ich »Hand aufs Herz« und wende sie des Öfteren auch in meinen Seminaren an. Denn mal ganz ehrlich: Zwar kennt jeder von uns den Ausspruch »Hand aufs Herz«, aber die wahre Kraft und die Möglichkeit, die dieser birgt, nutzen wir viel zu selten. Hand aufs Herz, das bedeutet, ehrlich zu sich selbst zu sein. Es bedeutet in seiner eigenen Wahrheit zu leben, den eigenen Weg zu gehen. Diesen unseren ganz eigenen Weg kennt unser Herz in Verbindung mit unserer Seele, federleicht und intuitiv, und liefert uns so Antworten auf Fragen und Lösungen für Sorgen und Probleme.

## »Hand aufs Herz«-Übung

Formulieren Sie zunächst für sich ganz klar Ihr Anliegen beziehungsweise Ihre Frage. Es können auch mehrere sein. Legen Sie sich bequem hin. Atmen Sie tief ein und mindestens genauso tief wieder aus. Überlassen Sie sich Ihrem Atem.

Legen Sie entweder die linke oder rechte Hand auf Ihr Herz und lassen Sie sie dort ruhen. Teilen Sie sich dann mit Ihrer inneren Stimme Ihr Anliegen mit. Jetzt warten Sie ab …

Ihr Herz antwortet Ihnen auf seine ganz eigene Weise. Es kann ein Gefühl aufsteigen, oder es können sich innere Bilder zeigen oder, oder, oder. Ihr Herz kennt viele Wege. Lassen Sie sich überraschen. Machen Sie sich einfach auf den Weg. Ihr Herz entscheidet schon das Richtige.

Es dauert vielleicht eine gewisse Zeit, bis Sie sich an diese Art der Kommunikation gewöhnt haben und ihr Vertrauen schenken. Langsam wächst das Vertrauen in Ihre Herzerkenntnisse. Sie werden begeistert sein!

Noch ein Tipp, sollten Sie sich anfangs noch schwertun mit dieser Übung: Legen Sie einfach vor Beginn der Übung für fünf Minuten eine Hand auf Ihr Herz und verfolgen Sie Ihren Herzschlag. Ihr Herz versteht sofort, dass Sie sich ihm nähern möchten.

---

Eine weitere Übung, die ich für die Kommunikation mit meinem Herzen entwickelt habe, ist die »Lichtkugel«-Übung. Sie gehört zu meinen kleinen Schätzen. Ganz nach dem Motto: kleine Ursache, sehr große Wirkung. Einzige Voraussetzung dafür ist üben. Die Übung intensiviert und unterstützt die Kommunikation mit Ihrem Herzen. Sie wirkt wunderbar vor dem Einschlafen, ist aber auch absolut alltagstauglich im Liegen oder im Sitzen auszuführen. Hauptsache, Sie finden ein paar Minuten der Ruhe für sich.

## »Lichtkugel«-Übung

Finden Sie über Ihre Atmung zu sich. Lassen Sie die Welt um sich herum hinter sich und stellen Sie sich in Ihrem Herzen eine kleine Kugel aus goldfarbenem weißem Licht vor. Mit jedem Einatmen lassen Sie diesen Lichtball wachsen. Mit jedem Ausatmen wird er sofort wieder ganz klein.

Beim nächsten Einatmen machen Sie den Lichtball größer, jedes Mal ein Stückchen mehr – es gibt nach oben keine Größenbeschränkung. Wichtig ist nur, dass er beim Ausatmen immer wieder ganz klein wird.

Im Lauf der Zeit spüren Sie eine ganz besondere Energie um sich herum. Diese fühlt sich wunderbar an.

Es ist wie mit jeder Übung. Je öfter Sie üben, desto leichter geht es, und desto größer sind Ihre Fortschritte. Für diese Übung genügen fünf Minuten am Tag. Eine wunderbare Investition.

---

Das Wissen, wieder selbst mein Herz erobert zu haben, stimmte mich euphorisch, aber auch nachdenklich. Mir fiel plötzlich der Spruch »… etwas auf Herz und Nieren prüfen …« ein. Beide Organe, Herz und Nieren, hängen ganz eng in einem besonderen Gleichgewicht zusammen. In der Traditionellen Chinesischen Medizin (TCM) sind die Nieren der Speicherplatz der Lebensenergie, und das Herz lässt uns die Lebensenergie jeden Tag leben. Herz und Niere sind ein »Lebensteam«. Spielt einer der beiden nicht mehr mit, ist das Gleichgewicht gestört, und das andere Organ kann ein großes Problem bekommen. Bei mir war es eben die Niere.

Noch dazu ist die Niere als Paarorgan immer auch gekoppelt mit Partnerschaftsthemen – die Trennung von Tina bekam eine weitere Erklärung. Auch das noch nicht vollständig realisierte, aber längst geschehene Getrennt-Sein von mir selbst.

Es war wichtig, dass ich mein Herz kräftigte, es schützte und pflegte. Zum einen, damit das Gleichgewicht nicht noch weiter auseinanderdriftete, zum anderen, damit mein Herz wusste, dass ich ganz bei ihm bin. Denn es gibt Brustkrebs, Hodenkrebs, Lymphdrüsenkrebs, Gebärmutterkrebs, Speiseröhrenkrebs, selbst Nasen- und Netzhauttumore gibt es, sogar Zungen- und Analkrebs. Doch was nach meinem Wissen so gut wie nicht vorkommt, ist Herzkrebs. Das Herz ist tatsächlich das einzige Organ, um das der Krebs meist einen Bogen macht. Erst wenn das Herz meint, der Körper hat gegen die Krankheit keine Chance, zieht es sich zurück, der Krebs gewinnt die Oberhand und befällt bei seinem Wachstum den gesamten Organismus.

Ich wollte achtsamer mit meinem Herzen umgehen, und Gleiches beschloss ich für meine Seele, die vor allem in Momenten der Stille zu mir sprach. Bei einem Waldsparziergang mit den Hunden, beim Nachdenken auf dem Sofa oder auch kurz vor dem Einschlafen. Ich entwickelte ein Prinzip beziehungsweise eine Übung, bei der ich merkte, wie ich mit meiner Seele in Kontakt komme: die »Seelen-Resonanz«-Übung.

Das Resonanzgesetz, anders gesagt, das Gesetz der Anziehung von wegen »gleich und gleich gesellt sich gern«, ist allgemeingültig. Wir stellen uns oftmals auf Menschen und Dinge mit gleicher Wellenlänge ein. Deshalb treffen Golfspieler andere Golfspieler, Hundebesitzer sympathisieren mit anderen Hundebesitzern, Vegetarier gesellen sich zu anderen Vegetariern. Das Gesetz existiert einfach, und so reagiert auch unsere Seele positiv auf Dinge, in denen sie sich widerspiegeln kann.

## »Seelen-Resonanz«-Übung

Setzen Sie sich an einen ruhigen Platz und nehmen Sie Ihr Logbuch zur Hand. Lassen Sie den Tag Revue passieren und überlegen Sie, welche Menschen Sie getroffen haben, welche Ereignisse Ihnen widerfahren sind, was gab es außerhalb der Routine, welches Lied blieb im Ohr hängen?

Im Anschluss daran fragen Sie sich, was das Erlebte mit Ihnen selbst zu tun hat. Haken Sie intensiv nach: Gibt es da eine Botschaft für mich? Sie werden viele Goldkörnchen finden! Gönnen Sie sich und Ihrer Seele am Ende eines Tages diese lohnenswerte Inventur.

---

Auch meine Seele war über viele Jahre das Opfer eines übermächtigen Egos gewesen. Ganz ähnlich wie das Herz sprach sie nun mit leiser, zögerlicher Stimme zu mir, mahnte mich, auf mich aufzupassen, lobte mich, dass ich mich auf einem guten Weg befinden würde, und lud mich – gemeinsam mit dem Herzen, die beiden sind schon so etwas wie Verbündete – ein, endlich ganz bewusst an den Friedensverhandlungen teilzunehmen.

**Rüstzeug für die anstehenden Verhandlungen:**
- Ein toller Indikator, wie es um unser Verhältnis zu unserem eigenen Herzen steht, ist unser Herzschlag. Wie schnell schlägt unser Herz? Wie gut können wir diesen Takt wahrnehmen? Das sind wesentliche Fragen, die jedoch für viele Menschen, besonders Män-

ner, überhaupt nicht zur Debatte stehen. Das Herz, ein Ding, hat zu funktionieren. Die Folge ist ein Raubbau mit teilweise nicht mehr wiedergutzumachenden Schäden. Horchen Sie verstärkt in sich hinein und nehmen Sie ganz bewusst und intensiv den Rhythmus Ihres Herzens wahr. Schenken Sie Ihrem Herzen so die Beachtung, die es verdient hat.

- Bedanken Sie sich jeden Abend vor dem Einschlafen bei Ihrem Herzen: »Liebes Herz, vielen Dank für alle Geschenke und für alle Wunder an diesem Tag. Vielen Dank, dass ich diesen Tag mit dir erleben durfte. Ich freue mich, wenn wir morgen früh wieder zusammen in einen neuen Tag starten.«
- Filtern Sie Dinge beziehungsweise Erlebnisse heraus, bei denen sich Ihr Herz öffnet. Dies können ein Besuch im Zoo, eine Theateraufführung, ein gutes Buch oder die Songs der Lieblingsband ebenso sein wie das Lachen von Kindern, das Zusammensein mit einem bestimmten Menschen, das Blättern im Fotoalbum oder aber auch das Sitzen im Garten oder ein Waldspaziergang. Bei mir öffnete und öffnet sich das Herz zum Beispiel immer in der Gegenwart von Tieren. Meine Hunde sind der ICE zu meinem Herzen. Und wie sagte der Kleine Prinz doch bei Antoine de Saint-Exupéry: »Man sieht nur mit dem Herzen gut. Das Wesentliche ist für das Auge unsichtbar.« Darum ist ein offenes Herz wichtig. Ein verschlossenes Herz lässt uns zu verschlossenen, lediglich funktionierenden Menschen mit Scheuklappen werden.
- Im Herzen können auch Fremdenergien sitzen, die sich angedockt haben und einen zu großen Teil für

sich beanspruchen. Derartige Fremdenergien können beispielsweise emotionale Projektionen von Ihrem Partner sein. Manchmal verschenken wir auch einen zu großen Teil von unserem Herzen an die Familie. Kurzum: Möglicherweise bedienen sich an Ihrem Herzen zu viele andere Menschen und Dinge, sodass gar nicht mehr ausreichend Platz für Ihre Belange bleibt. Machen Sie sich zum Beispiel in Form von Meditationen, schamanischen Reisen, einem Journey-Prozess (dazu später mehr) oder einfach in Form intensiven Nachdenkens auf die Suche nach diesen Energien und schicken Sie sie sozusagen »vor die Tür«. Sie sollen sich einen neuen Gastgeber suchen. Bei Ihnen endet deren Mietvertrag.

- Legen Sie in Ihrem Logbuch eine Liste mit all den schönen Dingen und Erlebnissen an, die Ihr Herz öffnen und die Seele beflügeln. Planen Sie jede Woche etwas Konkretes ein! Sozusagen die Herz- und Seelenzeit für Sie persönlich.
- Seelenzeit ist immer auch die Zeit der Stille. In der Stille gibt es alle Antworten für Ihren Weg. Setzen Sie sich in eine Kapelle, lehnen Sie sich an einen Baum und schließen Sie die Augen, lesen Sie schöne Gedichte – finden Sie Ihren Ort der Stille, denn die Sprache unserer Seele ist schnell zu überhören.
- Stellen Sie eine Liste Ihrer fünfzig Lieblingslieder zusammen und laden diese auf den MP3-Player. Kaum etwas bringt Ihr Herz und Ihre Seele so zum Singen und Tanzen wie Musik.
- Denken Sie daran: Die Selbstliebe aus einem offenen Herzen kann heilen und vor allem Berge versetzen.

Ein ganz weltliches Beispiel ist Fußball. Wenn der Lieblingsverein ein wichtiges Spiel hat, bekommt ein Fan bereits vorher, aber vor allem während der Partie Herzrasen. Sieht man den Fans dann zu, wie sie auf ein erzieltes Tor reagieren, dann sieht man ihre offenen Herzen. Sie lachen, umarmen sich, weinen vor Glück – das komplette Gefühlsprogramm kommt zum Vorschein. Ab Montag, nach dem Bundesliga-Wochenende, ist all das verschwunden, und die unterkühlte Routine arbeitet wieder. Muss sie aber nicht. Sorgen Sie – mit den genannten Möglichkeiten – dafür, dass Ihr Herz immer im »Wochenend-Modus« bleibt.
- Und denken Sie vor allem immer daran: Unser Herz und unsere Seele sind unsere liebevollsten Begleiter.

# Teil II:
# Die Verhandlungen

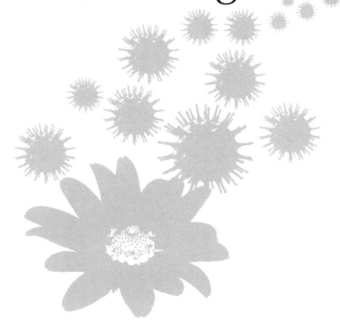

## 5 Im Kriegszustand

Heute? Geht gar nicht. Morgen? Auch nicht. Übermorgen? Ganz schlecht. Dann am Wochenende? Wohl kaum. Derzeit sieht es zeitlich schlecht aus. Ich habe da auch noch andere Dinge, auf die ich mich konzentrieren muss. Es gibt in meinem Leben zum Glück nicht nur Lucky …

Natürlich merkte ich, dass die Verhandlungspartner immer energischer an meine Tür klopften. Meine Seele schickte mir durchaus lieb gemeinte Hinweise, etwa beim zufälligen Hören einer Radiosendung über krebskranke Menschen, auch mein Herz meldete sich immer wieder mit fürsorglichen Ratschlägen und Fragen wie: »Hast du mal über den nächsten Schritt bei deinem Tumor nachgedacht?« Kurzum: Körper, Seele, Geist und Herz wollten sich mit mir austauschen und baten um einen Gesprächstermin. Sie hatten keine Lust mehr, dass mein Ego sie in ihren Bedürfnissen ausbremste. Aber ich – ich drückte mich noch etwas davor. Wie sollten die Verhandlungen denn konkret aussehen? Was wollten meine Verhandlungspartner überhaupt erreichen?

Was war ihr Ziel? Was wollte ich erreichen? Was war mein Ziel? Natürlich, dass Lucky verschwindet. Das war klar. Aber bislang kamen wir doch alle recht gut miteinander aus, oder?! Zugegeben, der Körper schwächelte ab und an, er brauchte mehr Schlaf und war derjenige, der am meisten unter Lucky leiden musste. Doch davon einmal abgesehen und weil ich durch den Tumor keine wirklichen Einschränkungen hinnehmen musste, hatte ich den Eindruck, dass wir uns doch alle mit Lucky arrangiert hatten, oder?

Zumal ich 2010 beruflich ein blendendes Jahr hinlegte. Lucky ganz zum Trotz, hatte ich 2009 getoppt und war im Job noch erfolgreicher. Daher war ich mir unsicher, ob ich überhaupt in die Verhandlungen mit einsteigen wollte. Mein Ego untermauerte meine Zweifel gekonnt, indem es zum Beispiel mit einem Buchprojekt zum Thema »Führung« winkte und in Aussicht stellte, damit berühmt zu werden. Auch die Tagessätze als Trainer würden dann steigen, und Anerkennung käme von allen Seiten. Goldene Aussichten, fand mein Ego.

Genau genommen befand ich mich daher in einem verzwickten Kriegszustand. Die ärztliche Diagnose hatte den Feind, nämlich Lucky, identifiziert. Und diesen galt es zu bekämpfen. So hatte ich es doch als Auftrag in meinem Leben erfahren. Ich erinnerte mich an all das Gelernte und Gehörte während meiner Bundeswehrzeit und entdeckte deutliche Parallelen.

Wenn Krieg herrscht, so meine Erfahrung, regiert immer das Ego. Es geht um Macht, Unterdrückung, Einflussnahme und den Feind. Es geht um Siegen und Verlieren. Es geht auch um Tod und (Über-)Leben. Ist es beim Krebs nicht ganz ähnlich? Ist es nicht völlig irrelevant, ob es um einen

Krieg zwischen Staaten geht oder ob wir im Streit mit unserem Nachbarn sind – oder im Kampf mit unserem Körper? Ist nicht wirklich der einzige und gravierendste Unterschied zum klassischen Krieg, dass die Auseinandersetzungen nicht auf irgendwelchen Territorien stattfinden, sondern sich das gesamte Geschehen in unserem Körper abspielt?

Mir schienen die Krebszellen dabei wie Partisanen. Wie autonome bewaffnete Kämpfer, die sich sozusagen zu einer eigenen, von den übrigen Beteiligten abgespaltenen Armee zusammengerottet hatten. Und genau diese Armee funktionierte gut. Sie war schnell, clever und dachte ganz offensichtlich nicht daran zu kapitulieren. Sie hatte einen guten Überblick, konnte das Geschehen buchstäblich hautnah mitverfolgen, und so gab es auch keine Tricks, mit denen man diese Armee hätte überlisten können. Dafür war sie dann doch zu nah gekoppelt an das Gesamtsystem, eben meinen Körper, als dass man sie einzeln ausschalten konnte.

So war es ein Wechselspiel zwischen Angriff und Verteidigung, Angriff und Ausweichen. Mein Körper, meine Seele, mein Geist, mein Herz und mein Ego im Gefecht mit der Partisanentruppe, den Krebszellen. Zwischenzeitlich, wenn ich, wie erwähnt, den Eindruck hatte, wir hätten uns eigentlich arrangiert, hätte man auch vom Rückzug des Feindes reden können. Doch dieser Rückzug täuschte, wie mir auch bei einer Kontrolluntersuchung im Herbst 2010 bewusst wurde. Lucky hatte sich vergrößert, von 4,2 Zentimeter auf 4,6 Zentimeter. Damit hatte ich nicht gerechnet. Ich war schockiert, ein großes Stück weit frustriert und glaubte an eine Ungenauigkeit des Verfahrens. Meinte ich doch, auf dem richtigen Weg zu sein, indem ich versucht hatte, den Tumor zu ignorieren und in meinen Alltag zu integrieren.

Der Arzt riet mir erneut zu einer Operation, zur Entfernung der linken Niere. Doch dazu war ich nicht bereit. So leicht wollte ich vor Lucky nicht kapitulieren. Aber keine Frage: Bei dem von mir angenommenen Rückzug der Truppen hatte es sich ganz offensichtlich nur um ein zeitlich begrenztes Ausweichmanöver gehandelt, bei dem sich die Truppe neu formiert und eine andere Taktik überlegt hatte.

Ich wusste, es muss etwas geschehen. Noch viel mehr als bisher. Es reichte nicht aus, dass ich die Hauptarbeit den übrigen Verhandlungspartnern, also Körper, Geist, Herz, Seele und Ego überließ und mich auf sie verließ. Ich wollte in Kontakt treten mit meinen Zellen, auch mit jenen, die ich der Partisanengruppe sozusagen zugeordnet hatte, und entwickelte daraufhin eine Übung, die ich später immer weiter verfeinerte und ausbaute, die »Zellensprech«-Übung.

## »Zellensprech«-Übung

Suchen Sie sich einen ruhigen Raum und sorgen Sie dafür, dass es still ist und Sie nicht gestört werden. Sie brauchen auf jeden Fall Zeit und sollten die Übung daher auch nicht zwischen zwei Termine pressen. Die Übung kann fünfzehn Minuten, ein Stunde und manchmal auch länger dauern.

Bevor Sie starten, formulieren Sie Ihr eigenes Anliegen, etwa: »Heute möchte ich mit allen großen Gelenken, die da sind Hüftgelenke, Schultergelenke und Kiefergelenke, Kontakt aufnehmen.« Ihr gesamtes System muss wissen, was Sie wollen. Nur dann kann Ihre Körperintelligenz Sie maximal unterstützen. Bitten Sie darum, dass Sie von allen Kräften unterstützt werden, die für Ihren Heilweg wichtig sind.

Setzen oder legen Sie sich bequem hin. Denken Sie auch an eine Decke. Wenn Ihr Körper sich in einen meditativen Zustand befindet, kann es Ihnen schnell kühl werden.

Atmen Sie tief bis in den Bauch ein. Mit jedem Einatmen nehmen Sie Klarheit auf, mit jedem Ausatmen atmen Sie Wut, Angst und was immer Sie gerade bedrückt, aus. Gedanken kommen, Gedanken gehen. Zehn bis zwanzig Atemzüge schwingen Sie in Ihren persönlichen Rhythmus ein.

In Ihrem Geist sprechen Sie nun langsam und ruhig folgende Worte wie ein Mantra: »Ich bin mit all meinen Zellen verbunden«, und wiederholen diesen dreißig- bis fünfzigmal. An diesem Punkt beginnt Ihre Reise …

Ihr Geist sendet nur noch Impulse, die Steuerung übernimmt Ihr Herz. Richten Sie Ihre Aufmerksamkeit zum Beispiel auf Ihr linkes Schultergelenk. Atmen Sie aus der Mitte Ihres Herzens direkt in Ihr linkes Schultergelenk. Fünfmal, zehnmal, zwanzigmal – so lange, bis sich eine Reaktion einstellt. Es kann sein, dass Sie husten müssen, Übelkeit in Ihnen hochsteigt, Ihr Arm zittert, Bilder in Ihnen aufsteigen, Sie ein starkes Gefühl überwältigt oder, oder, oder. Alles darf sein.

Alte abgespeicherte Informationen oder Muster, beispielsweise kann es sich um ein Geburtstrauma oder einen Schock durch einen Verkehrsunfall handeln, melden sich jetzt und wollen ans Licht. Klingt die Reaktion ab, bedanken Sie sich bei dieser Stelle, dass sie sich gemeldet hat. Es geht weiter zur nächsten Stelle.

Am Ende bedanken Sie sich bei Ihrem ganzen Körper und explizit bei jeder einzelnen Zelle. Alle Zellen sind miteinander verbunden. Wenn Sie wieder ganz wach sind, spüren

Sie in Ihrem Körper nach. In der Regel fühlen Sie sich erleichtert – so als ob eine Ladung Sperrmüll abgeholt worden ist.

Diese Übung hat mir oft dabei geholfen, körperliche Schmerzen gehen zu lassen. Manche Ereignisse, bei mir war es beispielsweise ein stechender Schmerz in der linken Schulter seit einem Verkehrsunfall, wollen nur angesehen und kurz gespürt werden, damit sie sich dann auflösen.

Um zudem mit meinem Geist und meinem Körper intensiver in Kontakt zu treten, entwickelte ich eine Übung, bei der inneren Bildern Raum gegeben wird. Den Anstoß zu der Idee fand ich in meinen Träumen. Ich träume fast jede Nacht und kann mich an die Inhalte auch nach dem Aufwachen und später zumeist noch sehr gut erinnern. Sehr oft gibt es eine direkte Verbindung zu Geschehnissen in meinem Leben, sowohl Geschehnisse in der Vergangenheit wie auch Geschehnisse, die dann später tatsächlich so eintreten. Ich wollte die Kraft dieser Bilder beziehungsweise diese kleinen Filmsequenzen bewusst in meinen Tag einbauen. So entstand diese Übung. Ich nenne sie »Visualisierungs«-Übung.

## »Visualisierungs«-Übung

Setzen Sie sich hin, vorzugsweise ist es um Sie herum still und friedlich.

Schließen Sie die Augen, atmen Sie tief in den Bauch ein und aus. Stellen Sie sich vor: Sie sitzen gemütlich am Strand und betrachten entspannt den Horizont unter dem hellen Blau des Himmels. Ruhe umhüllt Sie. Die Wellen des Meeres werden nach und nach kleiner und flacher, parallel zu dem Gefühlszustand in Ihrem Innern. Auch Sie werden ruhiger und friedlicher.

Ihr Geist ist völlig entspannt. Am Horizont erscheint eine große weiße Leinwand. Jetzt erinnern Sie sich an Ihr Anliegen und lesen es formuliert auf dieser Leinwand. Wie im Vorspann eines Films läuft der Satz nach oben aus der Leinwand hinaus. Ab diesem Moment schauen Sie fokussiert auf die Leinwand, wie ein Zuschauer im Kino, der auf den Start des Films wartet. Was immer jetzt auf dieser Leinwand als Bild oder Text erscheint, ist eine erste Antwort auf Ihr Anliegen. Bei mir beispielsweise sind es immer Bildsequenzen, die sich aneinanderreihen.

Wichtig in dieser Phase ist es, dass Sie nichts bewerten oder interpretieren. Alles darf sein! Bleiben Sie so lange bei der Leinwand, bis Ihre innere Stimme Ihnen sagt, dass es okay ist. Dann blenden Sie das »ENDE«-Schild ein, lassen die Leinwand verschwinden, richten Ihren Blick in den Himmel. Ein Flugzeug ist zu sehen und hinterlässt einen Kondensstreifen. Folgen Sie diesem. Er weist Ihnen den Weg zu Ihrem vollen Bewusstsein. Wenn Sie wieder wach und ganz im Hier und Jetzt sind, nehmen Sie Ihr Logbuch und notieren sich die Einblendungen aus Ihrem kleinen Film.

Ich nehme diese Notizen mit in meine Tagesmeditationen, um in sie hineinzuspüren und zu erfahren, was sie mir sagen oder zeigen wollen.

Zusätzlich können Sie auch Ihr Herz fragen. Wenn Sie am Abend im Bett liegen, sehen Sie sich noch einmal Ihr Logbuch an, lesen Sie das Notierte und legen Sie beide Hände auf Ihr

Herz. Beobachten Sie, was als Antwort kommt. Es erscheint ein Bild, vielleicht vernehmen Sie auch eine innere Stimme, die sagt: »Wir sind stolz auf dich, dass du dich so gut um uns kümmerst«, oder Sie müssen vor Freude weinen, oder es zeigt sich ein Bild von Körperzellen in Herzform, die sich gegenseitig umarmen. Es gab aber auch die Momente, in denen ich in mein Kopfkissen gebissen habe und mit beiden Fäusten meine Wut in die Matratze geboxt habe. Danach fühlte ich mich sehr erleichtert!

---

Die folgenden Wochen nach dem Arztbesuch, bei dem ich erfuhr, dass Lucky sich vergrößert hatte, bereiteten mir den Weg für die Reise in mein Inneres und zu dem Wissen, dass ich mich nicht mehr länger dem Bitten meiner Verhandlungspartner widersetzen sollte. Ich wusste, dass ich nun bereit war. Und ich wusste, dass dieses Gefühl wichtig war. Denn nur ich selbst konnte den Zeitpunkt bestimmen, wann die Verhandlungen starten sollten. Mehr und mehr sah ich meine Diagnose nicht als Kriegsaufforderung, sondern als eine Einladung für einen liebevollen Weg. Dieser Gedanke gewann zunehmend an Kraft und Raum.

Jeder Betroffene muss dies ganz individuell für sich bestimmen. Nur jeder für sich kann den Startschuss für seine ganz eigenen Verhandlungen geben. Kein Arzt, kein Außenstehender, auch kein Vertrauter kann dies übernehmen. Nur Sie allein wissen, ob und wann Sie auch wirklich so weit sind, in Verhandlung mit Ihrem Körper, Ihrer Seele, Ihrem Geist, Ihrem Herzen und Ihrem Ego zu treten und dabei diese auch intensiver kennenzulernen. Und vielleicht wollen

Sie dann, ganz ähnlich wie ich, nicht unvorbereitet sein, sondern eine Taktik, eine Strategie und ein Ziel vor Augen haben.

**Rüstzeug für die Verhandlungen:**
- Wehren Sie sich nicht gegen die Verhandlungen. Krieg in uns führt zu einer Trennung, führt zu zwei Parteien in uns. Auf der einen Seite ist das Krankheitsgeschehen, auf der anderen Seite der Rest. Wir sind aber nicht zweigeteilt. Wir sind eine Einheit aus Körper, Geist und Seele. Alles ist miteinander verbunden. Noch nicht überzeugt? Dann denken Sie auch daran: In jedem Krieg gibt es Sieger und Verlierer. In diesem Fall ist der Kriegsschauplatz unser Körper, und Sie wollen wahrscheinlich kaum als der Verlierer aus dem Gefecht gehen.
- Klar ist: Für einen Krieg braucht man mindestens zwei, für Frieden nur einen. Im klassischen Kriegszustand gibt es in der Regel zwei Parteien, in Ausnahmefällen auch mehr. Die Fronten sind verhärtet. In der Sekunde, in der eine Partei sich auf einen Friedensweg begibt, folgt im Zuge des Resonanzgesetzes die andere, noch verharrende Partei hinterher. Frieden entspringt – wie Krieg – einer Gesinnung, einer Haltung. Wird das Ego kleiner, ist der Weg für einen Gesinnungswandel bereitet.
- Es werden gewiss weiterhin viele Ängste, wie etwa die Angst vor dem Sterben, anklopfen. Das ist normal. Doch Ängste machen Sie klein und nehmen Ihnen den Mut. Sie werden Ihnen zu viel Energie rauben, die Sie für die Verhandlungen benötigen. La-

den Sie daher jede Angst ein, zum Beispiel im Rahmen der »Zellensprech«-Übung, und fragen Sie sie nach ihrer Botschaft. So können Sie mit und an der Angst arbeiten und diese dabei auflösen.
- In dieser emotional stürmischen Zeit brauchen Sie etwas mehr Ruhe und Frieden. Ziehen Sie sich aus dem normalen Alltag ein Stück zurück. Ohne Veränderung wird eine Besserung vermutlich schwierig werden.
- Fassen Sie im Verbund von Körper, Seele, Geist, Herz und Ego den Beschluss (zum Beispiel mit Hilfe der »Visualisierungs«-Übung), dass es gemeinsam zum Ziel geht. Alle sollen am Ende zufrieden und glücklich sein!

# 6 Das Konzept

Auf die Plätze, fertig, los?! Von wegen! Bei Konfliktdebatten einfach ins Blaue zu schießen kann arg nach hinten losgehen. Ganz schnell überrumpeln einen in solchen Fällen die Argumente des Gegenübers, lassen einen herumstottern, unsicher werden, den roten Faden verlieren, und man wird ungewollt in die Defensive gedrängt. Man sitzt wie ein Hase im Bau, im Blick schon den Fuchs, der vor dem Ausgang auf seine vermeintliche Beute lauert. Genau in so eine schier aussichtslose Situation – zumindest aus der Perspektive des Hasen betrachtet – wollte ich bei den Verhandlungen mit Körper, Seele, Geist, Herz und Ego nicht kommen. Ich brauchte eine gute Strategie – und ich hatte auch schon eine Idee ...

Bei meiner Arbeit im Generalstabslehrgang an der Führungsakademie der Bundeswehr in Hamburg, 1998 bis 2000, hatte ich das sogenannte Harvard-Konzept kennengelernt. Damals war die Bundeswehr, was ihren Auftrag und ihre Strategie betrifft, noch mehr oder weniger in einer Findungsphase, um sich neu zu positionieren. Der Kalte Krieg, also die jahrzehntelange Auseinandersetzung und das Kräftemessen zwischen den Westmächten und den Ostblockstaaten, war seit fast zehn Jahren beendet, neue Konflikte wie etwa Blauhelm-Hilfseinsätze der UN waren an der Tagesordnung. In diesem Zusammenhang wurde das Thema Verhandlung sehr wichtig. Denn was zum Beispiel an einer Straßensperre in Exjugoslawien tun, wenn man seine Waffen nur zur Selbstverteidigung einsetzen darf und mit seinem Konvoi genau hier passieren muss? Oder aber wenn man in Somalia mit verschiedenen Stammesfürsten die Spielregeln für das Miteinander in der Region verhandeln soll?

Es mussten Worte her – und zwar die richtigen, und hier kam das Harvard-Konzept ins Spiel, die Kunst des sachbezogenen Verhandelns.

Entwickelt wurde das Konzept vor mehr als 30 Jahren an der Harvard-Universität von dem US-Rechtswissenschaftler Roger Fisher gemeinsam mit dem Mediator und Autor William L. Ury im Rahmen des Harvard Negotiation Project, eines Forschungsprojekts, um Verhandlungstechniken weiter zu verbessern. Diverse Methoden des Verhandelns und Vermittelns wurden studiert und bewertet und darauf aufbauend eine wirkungsvolle Verhandlungstechnik entwickelt, eben das Harvard-Konzept.

Die Methode zielt darauf ab, dass in einer Konfliktsituation die beteiligten Parteien eine konstruktive und friedliche Einigung erlangen. Beide Seiten sollen von dem Ergebnis profitieren und nicht den Eindruck haben, dass dieses aufgrund falscher Zusagen oder voreiliger Nachgiebigkeit getroffen wurde. Anders gesagt: Es wird ein Win-win-Ergebnis angestrebt, ohne einen faulen Kompromiss zu schließen, bei dem eine Seite klein beigeben muss oder beide Seiten nicht zufrieden sind. Vielmehr sollen beide Parteien einen größtmöglichen Nutzen aus der Debatte ziehen. Zudem legt das Konzept größten Wert darauf, dass dabei der Respekt vor dem anderen gewahrt bleibt. Konkret zeigt sich dies in den vier tragenden Säulen, auf denen das Konzept aufbaut:

**1. Bitte nicht (zu) persönlich werden! Die Sach- und Beziehungsebene werden voneinander getrennt.**
Nehmen wir ein Beispiel aus dem Alltag innerhalb einer Beziehung. Ein Paar unterhält sich engagiert darüber, wer wann was und wie viel im Haushalt erledigen soll. Es geht darum, die Spülmaschine auszuräumen, den Müll hinauszubringen, die Wäsche zu waschen etc. Schnell dreht sich bei etlichen Paaren eine solche Debatte dann aber nicht mehr nur um die Hausarbeit, sondern es fallen auch Sätze wie: »Du bringst dich ohnehin viel zu wenig in die Beziehung ein, typisch Mann. Glaubst du, nur eine Frau gehört in die Küche?« (sagt Frau), oder: »Und du willst mich immer nur bevormunden. Du bist genau wie deine Mutter« (sagt Mann). Das eigentliche Problem wird vermischt mit Grundsätzlichem und Persönlichem. In oft wenigen Sekunden kippt die engagierte Unterhaltung in einen Streit, und die Situation ist verfahren, ja *fest*gefahren.

Das Harvard-Konzept dagegen trennt die Beziehungsebene von der Sachebene, ganz nach dem Motto »hart in der Sache, sanft im Umgang«. Diese Trennung ist deswegen so wichtig und gleichzeitig so schwierig, weil eben viele Menschen dazu neigen (siehe das oben aufgeführte Beispiel), sachliche Probleme mit persönlichen Aspekten zu vermischen, die falschen Schlussfolgerungen zu ziehen oder sachliche Aussagen mit ganz individuellen Wahrnehmungsfiltern zu interpretieren. Voraussetzung für eine konstruktive Kommunikation ist ein vorurteilsfreier und zugleich wertschätzender Umgang, der auf gegenseitigem Verständnis und Vertrauen beruht. Es gilt, sich konsequent auf die beiderseitigen Interessen und Bedürfnisse zu konzentrieren.

Für das Beispiel mit dem streitenden Paar könnte dies etwa bedeuten, fokussiert darüber zu sprechen, wer wann die Spülmaschine ausräumt, die Wäsche macht usw., ohne dabei zu anderen Beziehungsproblemen, alten Glaubenssätzen oder offenen Rechnungen abzuschweifen. Klingt logisch und einfacher, als es oftmals in der Realität ist.

## 2. Bitte nicht vom Weg abkommen! Die Konzentration liegt auf den Interessen, nicht auf den Positionen.

Bleiben wir bei dem Paar: Worum geht es eigentlich? Was soll erreicht werden? Die Antwort: Der Haushalt soll gemanagt werden, damit die Wohnung sauber ist. Das ist das Interesse. Man möchte sich gemeinsam in der Wohnung wohlfühlen. Letzteres ist das Bedürfnis hinter dem Interesse und hinter dem Konflikt, und genau dieses gilt es konkret zu benennen.

Beim Harvard-Konzept geht es nicht um die Frage, wer im Recht und wer im Unrecht ist, es geht nicht ums Kräftemessen und darum, eisern den eigenen Standpunkt zu verteidigen. Denn ein derartiges Vorgehen macht einen wirklichen Interessenausgleich nahezu unmöglich und zielt eher in Richtung »Das ist der Gewinner« und »Das ist der Verlierer«. Am Ende bleibt immer eine offene Rechnung.

Um dies zu vermeiden, gilt es, die verschiedenen Interessen und nicht die einzelnen Positionen in Einklang zu bringen. Oftmals handelt es sich sogar um ähnliche, mitunter sogar identische, zumindest vereinbare Interessen. Um Wünsche, Zwänge, Ängste oder Sorgen. Viel zu häufig aber werden diese Interessen von den Verhandlungspartnern nicht konkret benannt und offenbart. Genau darum aber geht es in Verhandlungen. Die Interessen und vor allem die Bedürfnisse der einzelnen Parteien müssen klar sein, eventuell herausgearbeitet werden. Sie sind die eigentlichen Beweggründe hinter der Position, also warum jemand wie agiert.

Übertragen auf den Fall des streitenden Paares würde das heißen: Es geht um ein schönes, aufgeräumtes, sauberes Zuhause, in dem man sich zu zweit wohlfühlen kann. Und es geht darum, weitere Konflikte zu vermeiden. Es geht nicht darum klarzustellen, dass der eine vielleicht in der Vergangenheit für ein wohnliches Zuhause mehr gemacht hat als der andere. Auch geht es nicht primär darum herauszufiltern, wer welche Aufgaben vielleicht besser erledigen kann.

### 3. Bitte keine Scheuklappen anlegen! Es gilt, Entscheidungsalternativen zu sehen und zuzulassen.

Der Knackpunkt in vielen Verhandlungen: Die beteiligten Personen legen Scheuklappen an, schauen nicht mehr nach rechts oder links, sondern sind nur auf die eine »wahre« Lösung fixiert. Infolgedessen werden mögliche Alternativen abgelehnt, ohne sie zuvor näher zu erörtern. Besser aber als eine Entweder-oder-Haltung ist eine flexible Sowohl-als-auch-Einstellung. Nur Auseinandersetzungen, bei denen nicht bereits im Vorfeld das Ergebnis festzustehen und in Stein gemeißelt scheint, bieten auch die Chance, Lösungsalternativen zu sehen, zu entwickeln und zu akzeptieren. Hilfreich dabei kann ein Brainstorming sein, bei dem beide Seiten gemeinsam erst einmal nur Ideen sammeln, ohne sie gleich zu beurteilen.

Um bei dem streitenden Paar zu bleiben: Wie wäre es zum Beispiel mit einer Reinigungskraft? Und nun nicht gleich über die Kosten sprechen. Oder wie wäre es, wenn man jeden Tag parallel eine Stunde im Haushalt arbeitet, der eine macht beispielsweise die Wäsche, während der andere saugt? Und jetzt nicht gleich behaupten, man finde bestimmt nicht so eine gemeinsame Stunde, und wenn, dann wolle man in dieser doch lieber fernsehen. Statt nur die Position einzunehmen: »Wenn du in Zukunft den Müll rausbringst, dann putze ich dafür die Fenster«, können sich mit einer offeneren Sichtweise auch Alternativen zu einer strikten Aufgabenverteilung ergeben.

**4. Bitte kein Gemauschel! Alle sollen zufrieden sein, darum objektive Entscheidungskriterien festlegen.**
Stehen alternative Lösungen fest, folgt der eigentliche Entscheidungsprozess. Dabei ist es wichtig, dass sich das Endergebnis an objektiven Kriterien messen lässt. Dies erhöht die Akzeptanz der Entscheidung, mit der schließlich alle Verhandlungspartner zufrieden sein sollen. Von einseitigen Übereinkünften rät die Harvard-Methode ab. Ziel ist, dass die guten Beziehungen der Parteien untereinander erhalten bleiben beziehungsweise aufgebaut werden. Alle Partner sollen unterm Strich das mitnehmen können, was sie brauchen, oder – sollten Partner dieselben Bedürfnisse und Wünsche haben – am Ende das Ergebnis fair teilen, also zu gleichen Teilen berücksichtigt werden.

Bezogen auf das Paar und die Debatte um das bisschen Haushalt könnte dies bedeuten: Eine Reinigungskraft kommt einmal die Woche und übernimmt die Hausarbeiten gemäß einer Aufgabenliste. Fallen zwischendurch Hausarbeiten an, werden diese auf einer Liste notiert mit der Angabe, welcher Partner diese erledigt hat und wie viel Zeit er dafür benötigte. Am Ende der Woche addiert jeder seine Zeiten auf, es wird verglichen, gegengerechnet, und möglicherweise ergibt sich für einen ein Guthaben. Daraufhin muss der andere dies in der folgenden Woche »aufholen«.

Noch eine weitere Alternative: Für unangenehme Arbeiten überdies »Bonusminuten« vergeben. Der Kreativität sind hier keine Grenzen gesetzt. Fest steht: Je genauer die Messkriterien sind, desto mehr kann man sich bei Gesprächen im Bereich der Sachargumente aufhalten. Fehlen die objektiven Kriterien oder sind diese mangelhaft, kommt es zwangsläufig wieder zu persönlichen Anschuldigungen, zu subjektiven Messkriterien, und die Emotionen gewinnen so die Oberhand.

Dass das Harvard-Konzept nicht bloß eine wohlklingende Theorie ist, die sich Professoren ausgedacht haben, sondern sich vor allem weit- und tiefgreifend gerade auch in der Berufswelt und sogar in der internationalen Politik durchgesetzt hat, belegt zum Beispiel das Abkommen von Camp David. Diese Verhandlungen zwischen Vertretern aus Israel und Ägypten zur Friedenssicherung im Nahen Osten basieren auf dem erläuterten Harvard-Konzept.

> **Position Ägypten:** Das Land war 1967 Verlierer des Sechs-Tage-Krieges.
> **Position Israel:** Das Land hatte als Sieger den Sinai besetzt.

- **Interesse Ägypten:** Das Land wollte die Sinai-Halbinsel zurück.
- **Interesse Israel:** Das Land wollte keine ägyptischen Militärkräfte an seiner Grenze stehen haben.
- **Bedürfnis Israel:** Das Land wollte maximale Sicherheit, zusammen mit einer möglichst minimalen militärischen Bedrohung an der Grenze.
- **Bedürfnis Ägypten:** Das Land wollte sein Ansehen und seine Souveränität in der arabischen Welt rehabilitieren.
- **Die Entscheidung:** Israel gab den Sinai zurück an Ägypten. Die ägyptische Militärpräsenz auf der Sinai-Halbinsel wurde stark eingeschränkt.

Beide Länder gehen mit einem Gewinn aus der Verhandlung. Die Vereinten Nationen als neutraler Dritter kontrollieren die Einhaltung des Abkommens.

Ein imponierendes Ergebnis, wenn man die jahrzehntelangen Konflikte im Nahen Osten bedenkt, und so stand für mich bei meinen Überlegungen nach einer Strategie für die Verhandlungen mit meinem Körper, meiner Seele, meinem Geist, meinem Herzen und meinem Ego schnell fest, dass es genau dieses Konzept sein sollte. Besonders auch aus dem Grund, weil neben der »Freiheit« für mich der größte Wert die »Gerechtigkeit« ist. Es sollte nicht einen Gewinner und einen oder mehrere Verlierer geben. Jeder sollte sich am Ende der Verhandlungen wohlfühlen. Dafür brauchte es ein ausgefeiltes und erprobtes Konzept, bei dem die Emotionen gemanagt, die Interessen und Bedürfnisse herausgefiltert und ein gemeinsames Ziel angestrebt werden konnten.

Meine Verhandlungspartner brauchte ich nicht erst von der Methode zu überzeugen. Intuitiv begleiten mich in meinem Leben partnerschaftliche, nachhaltige Lösungen, seit ich denken kann. Drei kurze Beispiele aus meiner Zeit als Berufssoldat, meinem Privatleben und meiner Tätigkeit als Trainer mögen dies unterstreichen:

1. Urlaub und Wochenenddienste sind bei Soldaten ein sensibles Thema. In der Zeit als Kompaniechef meiner damaligen Kriseneinheit hatten wir ein ausgeklügeltes Punktesystem entwickelt, damit jeder über das Jahr verteilt die gleiche Belastung von Bereitschafts- und Wochenenddiensten tragen musste. Alle Betroffenen waren damit hochzufrieden.
2. Mit meiner Partnerin habe ich mir die Arbeit im Haus fair aufgeteilt. Jeder hat seinen Verantwortungsbereich (Bad, Küche etc.) und entscheidet, was wann wie oft aufgeräumt und gereinigt wird. Zuvor haben wir den Level unseres gemeinsamen Wohlfühlens besprochen.
3. Als Trainer habe ich über das Jahr mit mehreren Tausend Menschen zu tun. Jeder von ihnen bringt zum Seminar seine persönliche Erwartungshaltung mit. Diese individuellen Erwartungen frage ich ab und adaptiere bei Bedarf mein Konzept so, dass es zu den Erwartungen und Bedürfnissen der Teilnehmer passt. Die Feedbacks am Ende spiegeln immer eine hohe Zufriedenheit wider.

Diese Grundeinstellung hat mir sicher sehr bei der Entscheidung geholfen, meinen Heilungsweg ganzheitlich für alle

Beteiligten einzuschlagen. Ganzheitlich bedeutete für mich, dass jede Unterstützung, mit der es mir besser geht, ihre Berechtigung hat. Egal, ob klassische Medizin, die Behandlung durch einen Schamanen oder der Einsatz der Homöopathie – ich war offen für alle Möglichkeiten.

So war auch seit dem Tag meiner Krebsdiagnose klar, dass der Umgang der einzelnen Verhandlungspartner miteinander jenseits von Machtspielchen stattfinden sollte. Jeder durfte und sollte nach den Verhandlungen der Gewinner sein. Etwas anderes hätte nur dazu geführt, dass es mindestens einen Verlierer gibt, und das wäre unterm Strich sicher ich gewesen, der dafür buchstäblich mit seinem Leben bezahlt hätte und am Krebs gestorben wäre.

Aber natürlich wollte ich genau das nicht. Ich wollte leben, um der Big Five willen und vor allem um meiner selbst willen. Das Harvard-Konzept sollte mir bei meinen Verhandlungen helfen.

**Rüstzeug für die Verhandlungen:**
1. Wenn Ihnen das Harvard-Konzept zusagt, machen Sie sich ruhig näher mit ihm vertraut, zum Beispiel mit dem Buch »Das Harvard-Konzept: Der Klassiker der Verhandlungstechnik« von Roger Fisher, William Ury und Bruce Patton.
2. Jeder Mensch hat sein eigenes Bedürfnisprofil. Unsere Bedürfnisse sind die Wurzeln unserer Interessen. Sie sind die Kraftquellen in unserem Leben, wenn sie befriedigt werden. Legen Sie daher eine Liste mit Ihren Bedürfnissen an. Notieren Sie hinter jedem Bedürfnis, ob es bereits erfüllt wird oder noch vor sich hin schlummert. Und sollte Letzteres der Fall

sein, fragen Sie sich, wie Sie das Bedürfnis zum Leben erwecken können. Fragen Sie sich auch kritisch: »Ist es wirklich mein Bedürfnis, oder habe ich es von jemand anderem übernommen?« Unser großes Bedürfnis nach Anerkennung zum Beispiel resultiert sehr oft aus dem Nicht-gesehen-Werden des kleinen, unseres heutigen Inneren, Kindes.

3. Üben Sie sich darin, neue kreative Lösungen zu finden und umzusetzen. Wir handeln zum allergrößten Teil aus der Routine heraus. Alternative Wege fühlen sich oft komisch an, deshalb vermeiden wir sie regelmäßig. Je mehr Sie aber Ihr Gehirn schon bei kleinen Dingen eine Umstellung üben lassen, desto größer ist die Wahrscheinlichkeit, dass Ihnen auch alternative Wege bei wichtigen Themen einfallen. Kleine Beispiele aus meinem täglichen Leben: Alle paar Tage steige ich morgens mit dem Nicht-Routine-Bein in die Hose. (Passen Sie auf, dass Sie nicht hinfallen!) Mindestens ein Mal pro Woche putze ich mir mit der linken Hand (ich bin Rechtshänder) die Zähne. Probieren Sie es auch mal. Risiken und Nebenwirkungen: Sie müssen über sich selbst lachen!

## 7  Die Partner

Verfolgt A vielleicht einen hinterlistigen Plan? Hat B möglicherweise noch ein Ass im Ärmel? Wie will C auftrumpfen, und meint D womöglich, alles gehe nur nach seiner Nase? Keine Frage: Blind Dates mögen in der Liebe ihren Reiz haben, der große Unbekannte sorgt in Krimis für Spannung, und das Entdecken, Spielen und Sich-überraschen-Lassen begeistert vielleicht bei Schokoladeneiern, doch wenn es um konkrete Verhandlungen geht, sollte nicht nur die Strategie feststehen, auch ein gewisses Basiswissen über die anderen Verhandlungspartner ist von Vorteil. Welche Stärken zeichnen den Einzelnen aus? Was sind seine möglichen Schwächen? Auf wen muss man achtgeben, an wem kann man sich orientieren? Wer ist auf schnelle Kompromisse aus, und wer am Verhandlungstisch wägt die Dinge lieber doppelt und dreifach ab, bevor er für einen Vorschlag grünes Licht gibt?

Erste Antworten auf diese Fragen erleichtern die eigene Taktik und helfen, zwischen den einzelnen Parteien zu vermitteln – auch bei Friedensverhandlungen zwischen Körper,

Seele, Geist, Herz und Ego, wie ich selbst erfuhr. Um mit ihnen zu debattieren, braucht es ein gehöriges Stück Einfühlungsvermögen, ebenso viel Geduld und Mut und jede Menge Verständnis.

Allerdings: Jeder Mensch ist ein Individuum, einzigartig und ganz besonders. Und genau deswegen wollen sich Körper, Seele, Geist, Herz und Ego auf keinen Fall über einen Kamm scheren lassen. Wäre ja noch schöner – und einfacher! Doch dem ist nicht so. Und dies ist auch der Grund, warum ich keine in Stein gemeißelten Aussagen über Ihre ganz persönliche Seele, Ihr ganz eigenes Herz, Ihren Körper, Ihren Geist und Ihr spezielles Ego treffen kann. Aber ich möchte Ihnen ein paar Basisinformationen mit auf den Weg geben, welche Gewichtung den einzelnen Verhandlungspartnern zukommt und was sie oftmals auszeichnet.

**Der Körper:**
Der Körper spielt bei vielen von uns Menschen immer nur die zweite Geige. Er wird als selbstverständlich hingenommen. Er ist eine Hülle mit einem Inhalt, der für viele undefinierbar bleibt beziehungsweise nur aus einer Reihe von einzelnen Bauteilen (etwa Niere, Leber, Bauchspeicheldrüse, Skelett usw.) besteht, über die jedoch – solange alles glatt läuft – zumeist nicht intensiver nachgedacht wird. Der Körper hat zu funktionieren.

Bemerkbar macht sich der Körper zumeist über Schmerzsignale wie etwa Kopf- oder Rückenschmerzen, Allergien, Hautausschläge, aber auch die Bildung eines Tumors gehört dazu. Diese Signale sind seine Art, mit uns zu kommunizieren und zu sagen: »Irgendetwas läuft hier gerade nicht rund. Achte auf mich.«

Bei den Verhandlungen hat der Körper zunächst denkbar schlechte Karten. Er ist jener Verhandlungspartner, der sozusagen das »Problem« hat und der ganz akut unter den Folgen leidet. In ihm hat sich die Diagnose manifestiert. Während beispielsweise das Herz, die Seele oder vor allem auch immer wieder das Ego die Diagnose schon einmal ausblenden können, hat der Körper täglich mit ihr zu kämpfen. Das schwächt ihn.

Selbst habe ich meinen Körper lange Jahre immer nur dann gespürt und wahrgenommen, wenn ich Schmerzen hatte. Erst mit der Krebsdiagnose begann ich verstärkt, in mich hineinzuspüren, obwohl ich keinerlei Schmerzen hatte. Mit den langsam beginnenden Verhandlungen wuchs die Kommunikation mit meinem Körper und damit die Aufmerksamkeit für ihn. Es war der Beginn einer wunderbaren Freundschaft.

**Die Seele:**
Die Seele ist ein Phänomen. Da sie nicht materialisiert ist und naturwissenschaftlich (noch) nicht bewiesen werden kann, gibt es unendlich viele Erklärungen zu ihr. Sie ist aber, davon bin ich überzeugt, genauso existent wie unsere Gedanken. Und niemand würde Gedanken infrage stellen, nur weil wir sie über unsere klassischen Wahrnehmungskanäle nicht sichtbar machen können.

Für mich ist meine Seele eine kreative, wissende Kraft jenseits der physikalischen Welt. Auf vielen Reisen in mein Inneres und auch während Rückführungen, zeigten sich mir Bilder aus früheren Zeiten, in anderen Leben. Im Mittelalter etwa war ich ein bescheidener Mann mit einer liebevollen Frau. Wir waren Markthändler, haben Weidenkörbe verkauft und sind viel umhergezogen. In der Gründungszeit Augsburgs (vor etwa 2000 Jahren) war ich ein erfolgreicher römischer Geschäftsmann, der eng mit den römischen Besatzungstruppen kooperierte. In der Zeit im 17. Jahrhundert verdiente ich als Wanderarbeiter das Brot für die Familie. Ich war viele Wochen unterwegs. Als ich zurückkam, war mein Dorf überfallen worden. Alle Frauen und Kinder waren getötet oder verschleppt worden. Ich hatte alles verloren, was mir etwas bedeutet hatte. Auch war ich bei einem Krieg zwischen Deutschland und Frankreich, dieser lässt sich nicht genau datieren, ein Offizier auf der französischen Seite. In der ausweglosen, lebensbedrohlichen Situation im Schützengraben versuchte ich mit einem Offizier der gegnerischen Seite, einen lokalen Waffenstillstand in unserem Grenzabschnitt zu vereinbaren. Besonders beeindruckend während dieser Reise empfand ich die Intensität des Erlebnisses. So begann ich tatsächlich während der Rückführung plötzlich Französisch zu sprechen.

Fest steht: Meine Seele im Jetzt hat mich auch dort, in den anderen Leben, schon begleitet. Sie ist inzwischen meine erste und beste Beraterin auf meinem Weg. Über meinen Körper kann sie Erfahrungen machen und vor allem Emotionen spüren. Ich will niemanden von meinem Weltbild überzeugen, ich kann aber in diesem Leben die Erfahrungen meiner Seele spüren. So ist sie denn auch sehr weise.

Bei den Verhandlungen gibt sie sich sehr liebe- und rücksichtsvoll. Beispielsweise verzichtet sie auf Handlungsanweisungen und meint nicht, sich aufgrund ihres reichen Erfahrungsschatzes in den Mittelpunkt rücken zu müssen. Die Seele versteht sich als Friedensbotschafterin, die über den Körper ein Signal beziehungsweise eine Einladung zum Handeln sendet. Die Seele will sich Gehör verschaffen und möchte, dass endlich jemand mit ihr spricht. Sie übt dabei nie Druck aus und will nichts mit Gewalt durchboxen. Kein Wunder, die Seele hat alle Zeit der Welt, sie ist ewig, sie ist für immer. Klappt es in diesem Leben nicht, dann versucht sie es eben im nächsten Durchgang. Das macht es mitunter allerdings auch sehr schwierig, in Einklang mit ihr zu kommen.

Meine Seele war für mich lange die große Unbekannte. Sie tauchte nur sehr zart hier und da auf, zum Beispiel wenn ich beim Bergwandern abends einen Sonnenuntergang betrachtete und dabei eine innige Verbindung zu mir und Mutter Erde spürte oder wenn beim Lesen eines guten Buches innere Bilder entstanden, die mich als Wegweiser auf meinem Lebensweg begleiteten. Aber dies waren sehr vereinzelte Momente und damit die Ausnahme. Mittlerweile ist meine Seele für mich – neben dem Herzen – das zuverlässigste und liebevollste Teammitglied.

**Der Geist:**
Der Geist lässt sich, ganz ähnlich der Seele, nur schwer definieren, geschweige denn genau lokalisieren. Wer oder was also ist unser Geist? Ist er in uns? Oder über uns? Irgendwoher muss es ja kommen, dass wir sagen: »Wir bestehen aus Körper, Geist und Seele.«

In meiner Wahrnehmung besitzt der Geist, ohne philosophisch werden zu wollen, mehrere Facetten in der Gemeinschaft unseres physischen, mentalen, emotionalen und spirituellen Seins. Im mentalen Bereich entstehen Bilder und Gedanken. Sie bilden die Grundlage für Entscheidungen, so zumindest war es bei mir. Unsere emotionale Situation wird direkt von unseren Gedanken beeinflusst. Zusätzlich beeinflusst der Geist natürlich unsere Grundeinstellung zum Leben. Ist das Glas halb voll oder halb leer? Das ist eine geistige Grundeinstellung, die sehr stark unser emotionales Wohlbefinden steuert. Der Geist bildet auch die Brücke zu unserer Seele und ist der Zugang zu unserer Spiritualität. Als Bilderlieferant unterstützt er unsere Wahrnehmung und visualisiert mögliche Botschaften der Seele.

Der Geist zeichnet sich aus durch gemachte Erfahrungen und vernunftorientiertes Handeln. Aufgrund von 24 Stunden Dauerbeschallung des Egos in Form von modernen Kommunikationsmitteln und übervollen To-do-Listen kann der Geist sich aber nur sehr selten in Ruhe sortieren, mit dem Körper Verbindung aufnehmen oder klare Ziele formulieren, die mit dem Körper und vor allem der Seele abgestimmt sind. Infolgedessen wirken Menschen häufig verloren und orientierungslos, nahezu wie ferngesteuert. Laufen Sie doch einmal an einem belebten Tag durch eine Innenstadt in Deutschland. Da werden Ihnen etliche dieser ausschließlich funktionierenden Menschen begegnen, die selten lächeln, die vielmehr gehetzt oder gestresst mit dem Smartphone am Ohr an Ihnen vorbeirauschen, ohne nach links oder rechts zu schauen.

Mein Geist hatte vor allem zu tun mit vernunftorientiertem Handeln wie zum Beispiel dem ständigen rationalen Abwägen von positiven und negativen Aspekten, etwa im Job, in der Partnerschaft usw., aber auch mit emotionaler Intelligenz und dem Ja-Sagen zum Leben. Wie stark die Verbindung zu unserer Seele ist, möchte ich offen lassen. Mein Gefühl ist, dass es eine sehr enge Kooperation gibt.

Bei den Verhandlungen zeigt sich der Geist als sehr schlauer, kreativer und offener Partner mit Leader-Qualitäten. Er kann beispielsweise in wenigen Sekunden einschätzen, ob sich eine Aussage zur Ursache unseres aktuellen Gesundheitszustandes richtig oder falsch anfühlt. Oder nehmen wir eine brenzlige Situation im Straßenverkehr: Ruck, zuck ist eine komplexe Situation erfasst und das entsprechende Verhalten zur Korrektur eingeleitet. Der Geist reagiert sehr schnell und kann Veränderungen sofort bewerten, durchdenken und einen Plan aufstellen. Zumeist ist er den anderen Verhandlungspartnern zeitlich voraus, was zur Folge hat, dass sich häufig nicht alle Beteiligten, gerade der Körper, mitgenommen und aufgehoben fühlen.

Für mich war und ist der Geist bei jeder Verhandlung sozusagen meine Geheimwaffe. Denn aufgrund seiner besonderen Wachsamkeit und seines ausgeprägten Gespürs ist auf ihn immer Verlass. Er ist sehr zielorientiert und auf die Zukunft fixiert. Auf die Vergangenheit bezogene Fragen wie »Warum kam es eigentlich zu dieser Diagnose?« und »Was ist alles falsch gelaufen in meinem Leben?« sind von geringem Interesse für ihn. Zudem durchschaut er schnell die Taktik der anderen Partner.

Allerdings: Er steht unter starkem Einfluss des Egos und dessen Angstpotenzials.

**Das Herz:**

Das Herz als Kraftwerk des Lebens ist ganzheitlich vermutlich so wenig entdeckt wie unsere Seele. Klar ist, wenn es aufhört zu schlagen, dann erlischt unser Lebenslicht in wenigen Minuten. Das Herz steht als zentrales Symbol für das Leben und die Liebe. Wir verschenken unser Herz, bekommen Herzrasen bei bestimmten Gefühlen, nehmen uns etwas zu Herzen, und uns geht das Herz auf – die Liste könnte beliebig fortgesetzt werden. Zugleich ist das Herz mit seiner Herzintelligenz so etwas wie unser zweites Gehirn, was sich bis in die letzte Zelle auswirken kann.

Medizinisch gesehen ist das Herz ein Wunder. Es versorgt unser gesamtes System. Sein oberstes Ziel dabei: Lebenserhaltung und Versorgung aller Zellen. Das Herz unterscheidet dabei nicht zwischen »gut« und »böse«. Selbst ein Krebstumor wird munter durchblutet und versorgt. Das Herz hofft bis zum Ende seiner Arbeit auf einen guten Ausgang.

Bei den Verhandlungen ist das Herz ein starkes Bindeglied zwischen allen Partnern. Es ist ein enger Vertrauter der Seele. Diese beiden, Herz und Seele, sind zwei ganz alte Weggefährten. Mit dem Moment der Zeugung legen sie den Grundstein für unser Leben. Keine Verbindung auf seelisch-körperlicher Ebene ist älter. Herz und Seele verstehen sich blind, ohne irgendwelche Absprachen, kooperieren sehr stark und stimmen sich gegenseitig ab. Ihr gemeinsames Ziel ist es, uns erkennen zu helfen, wer wir wirklich sind, und uns als Mensch mit allen unseren Facetten liebevoll durchs Leben zu begleiten. Sie wollen uns so viel Vertrauen schenken, dass wir uns ihrer gemeinsamen Führung jenseits des Egos hingeben, um liebevoll der Idee unseres Lebens folgen zu können.

Zusammen mit der Seele ist das Herz ein liebevoller Verhandlungspartner, der immer behutsam vorgeht. Das Herz reagiert in Echtzeit. Wenn man sich zum Beispiel in einer Meditation bewusst mit seinem Herzen und allen Zellen verbindet, entsteht unmittelbar ein wohliges, warmes Gefühl im ganzen Körper.

Für mich ist das Herz zu einem sehr zuverlässigen Partner geworden. Aber ich habe wirklich viel dafür tun müssen, denn mein Herz hatte sich etliche Jahre zurückgezogen. Auch heute noch sind seine Signale oft nur sehr zart. Doch über die verschiedensten Übungen wie die »Lichtkugel«- oder die »Dankbarkeits«-Übung (diese finden Sie auf Seite 78 beziehungsweise auf Seite 179) und einer viel größeren Spannbreite der gelebten Emotionen mit allen Höhen und Tiefen haben wir uns deutlich angenähert und stimmen uns jetzt besser ab. Ich übe mich darin, dass mein Herz die Entscheidungen treffen darf und nicht der Geist oder das Ego.

**Das Ego:**
Das menschliche Ego, gerne auch ICH genannt, hört sich selbst am liebsten reden. Wenn andere sprechen, schaltet es gerne auf Durchzug. Bei dem einen ist das Ego mehr, bei dem anderen weniger ausgeprägt. Ist es sehr ausgeprägt, strotzt es vor Selbstbewusstsein und steuert massiv unser Handeln, ganz nach der Devise »Ich weiß, wie es geht, ich bin wichtig, wer will mir schon was erzählen« etc.

Bei den Verhandlungen plustert sich das Ego gern auf und erweist sich als der lauteste Partner. Es (er-)findet schnell Erklärungen, warum beispielsweise eine anstehende Kontrolluntersuchung nicht notwendig ist – »Ist doch erst vier Wochen her, da ist gewiss nichts Neues passiert« – und wartet mit Entschuldigungen auf – »Da kannst du auch noch zwei Wochen warten«. Der Grund für dieses Vorgehen: Das Ego hat die Hosen gestrichen voll und befürchtet, dass es schon ziemlich bald stirbt. Denn geht der Körper, stirbt das Ego. Daher macht es auch gern im Rahmen der Auseinandersetzungen Druck, verbreitet Hektik oder sucht nach einer schnellen Lösung und schlägt schon einmal Kompromisse vor wie: »Wir gehen heute nicht zur Untersuchung, machen dafür aber gleich einen neuen Termin für in vier Wochen aus«, oder: »Lass uns die nächsten vier Wochen besonders auf eine gute Ernährung achten, dann wird schon alles gut bleiben.« Diese Kompromisse scheinen kurzfristig lohnenswert, führen aber langfristig nicht zum eigentlichen Ziel und einer nachhaltigen Lösung für alle Partner.

Meiner Erfahrung nach braucht das Ego sehr lange, um in seine Schranken gewiesen zu werden. Bei mir lag es daran, dass es durch die Lebenserfahrungen bis zur Diagnose immer wieder in seinem Tun bestärkt wurde. Und die Größe unseres Egos wird stark dominiert von unserem Lebenslauf mit den gesammelten Erfahrungen. Ich bin ein Einzelkind und war immer der brave, tolle Junge, der es allen recht machen und überall Anerkennung bekommen wollte. Ich habe mir selbst zum Ziel gesetzt, so wenig wie möglich falsch zu machen, und konditionierte mich darauf. Am Ende des Tages aber fehlte das Regulativ für mein Ego. Es gab niemanden, der mal sagte, dass er mein rechthaberisches Getue satt hat und ich einfach mal die Klappe halten sollte. Es gab aber auch niemanden, der sagte, dass ich Dinge toll gemacht hatte.

So wuchs und wuchs mein Ego. Aus heutiger Sicht könnte ich es fast unerträglich finden, habe aber meinen Frieden damit gemacht. Es hat mich schließlich auch dorthin gebracht, wo ich heute stehe mit all meinem reflektierten Denken, dem Hinterfragen und spirituellen Sein.

Neben diesem Hintergrundwissen über die einzelnen Partner kommt es aber natürlich bei den Verhandlungen auch darauf an, was Sie selbst für ein Typ Mensch sind.

Grundsätzlich gibt es verschiedenste Typen von Verhandlungspartnern. Darunter zum Beispiel:

- Äußerst rechthaberische, dominante und machtorientierte Menschen. Sie üben gern und häufig Druck aus und lassen so ihr großes Ego auftrumpfen. Der Vorteil aber, solche Verhandler dabeizuhaben: Es geht etwas voran. Entscheidungen werden schnell getroffen. Das Ziel wird im Auge behalten.
- Sehr partnerschaftlich orientierte Menschen mit einem großen Harmoniebedürfnis. Dies sind Charaktere mit einem sehr positiven Menschenbild und dem Wissen, dass es langfristig nur miteinander geht. Alle Beteiligten haben ein gutes Gefühl, wenn sie mit am Tisch sitzen. Weil die Stimmung gut ist und die Arbeitsatmosphäre kreativ sein kann.
- Eher ausweichende und abwartende Menschen. Bei ihnen spielt häufig die Angst mit, und sie halten sich an das Prinzip der Hoffnung im Sinne von: »Es löst sich mit der Zeit sowieso schon alles von allein auf ...« Erforderliche Entscheidungen werden mit ihnen zwar zumeist spät gefällt, dies bedeutet dann aber auch, dass sie gut durchdacht sind und dass Alternativen gegeneinander abgewogen werden können.
- Äußerst vorsichtige Menschen mit weniger Mut und Selbstvertrauen und einer großen Angst vor Konflikten. Sie geben lieber nach, laufen vor dem Problem davon, als etwas verändern zu wollen.
- Eher opportunistisch veranlagte Menschen, also Mitläufer und Abnicker. Sie haben wenig eigene In-

teressen und weichen jedem Konflikt aus. Sie unterstützen aber gern die Meinungsmacher. Werden diese Partner richtig eingebunden, können sie den Prozess hier und da positiv unterstützen, etwa durch Komplimente, Lob und Anerkennung, und so für ein angenehmes Verhandlungsklima sorgen.
- Menschen mit Führungsqualitäten und einer hohen emotionalen Kompetenz. Mit ihnen werden Ziele verfolgt, die eine Win-win-Situation anstreben. Die Atmosphäre ist konstruktiv und lässt viel Kreativität zu. Dieser Typ ist der klassische Leader mit Charisma. In kurzer Zeit entstehen als nachhaltig positiv empfundene Ergebnisse.
- Sehr skeptische, pessimistische Menschen, die sich schnell hintergangen fühlen, die nur in sehr kleinen Schritten nach vorn gehen können. Ihre Teilnahme an Verhandlungen erlaubt, dass viele Details sorgfältig besprochen werden und man versucht, Transparenz herzustellen.

Mit folgender von mir entwickelten »Spiegel«-Übung können Sie etwas genauer herausfinden, welcher Verhandlungstyp Sie selbst sind. Dabei möchte ich voranstellen: Möglicherweise finden Sie die Übung amüsant, sogar etwas albern und sind deshalb gehemmt in der Ausführung. Das ist völlig okay. Nach den ersten paar Minuten verfliegt in der Regel dieses Gefühl, und Sie können sich sehr gut auf sich selbst einlassen. Alles, was Sie für die Übung brauchen, ist ein Spiegel – idealerweise ein Handspiegel –, in dem Sie Ihre Mimik verfolgen können. Im Notfall tut es sogar der Innenspiegel im Auto, aber bitte nur, wenn es geparkt ist.

# »Spiegel«-Übung

Ausgangsbasis ist eine Situation, in der heftig diskutiert wird. Eine Situation, in der um eine Entscheidung gerungen wird. Diese stellen Sie sich vor und fühlen sich hinein. Nehmen Sie sich insgesamt um die zwanzig Minuten Zeit und stellen Sie sich beispielsweise folgende Fragen, um herauszufinden, welcher Verhandlungstyp Sie sind.

»Wie steht es mit meinen Argumenten? Berücksichtige ich die Interessen aller am Tisch?«

»Wie gut kann ich zuhören beziehungsweise auch einmal den Mund halten?«

»Wie gut habe ich mein Ziel vor Augen? Verfolge ich es konsequent?«

»Wie klar kann ich meine Interessen artikulieren?«

»In welchem Ton spreche ich mit meinem Gegenüber?«

»Welche Bedürfnisse möchte ich befriedigen? Wie wichtig ist Anerkennung für mich?«

»In Konfliktsituationen, laufe ich da weg oder gehe ich in die Offensive?«

Nach jeder Frage schnappen Sie sich Ihren Handspiegel und schauen sich selbst zwei bis drei Minuten in die Augen. Geben Sie sich selbst die Antwort und überlegen Sie auch: »Wer bin ich? Was passiert hinter diesen Augen? Wie verhalte ich mich in dieser Situation?«

Schreiben Sie die Antworten in Ihr Logbuch.

Werten Sie Ihre Aufzeichnungen aus und besprechen Sie diese mit einem Menschen, der Sie gut kennt und dem Sie vertrauen. Der Abgleich zwischen Selbstbild und Fremdbild ist sehr wertvoll. Sie erhalten möglicherweise erhellende, oft sehr spannende Erkenntnisse. Zum Beispiel wird ein Verhalten, welches wir selbst als negativ bewerten, von einem anderen relativiert und oft sogar als positiv wahrgenommen. Aber achten Sie auf Ihr Ego, es könnte rebellieren, die Erkenntnisse anzunehmen.

**Rüstzeug für die Verhandlungen:**
- Laden Sie alle Verhandlungspartner zu vorherigen »Sondierungsgesprächen« ein und fragen Sie jeden, wie es ihm geht, wie er sich fühlt. Ganz langsam kristallisieren sich erste Bedürfnisse, aber auch Defizite heraus. Alles darf sein – und wird im Rahmen der beginnenden Verhandlungen endlich angepackt!
- Fassen Sie im Verbund von Körper, Seele, Geist und Herz – das Ego muss natürlich auch dabei sein, dies bedarf einer etwas stärkeren Überzeugungsarbeit – den Beschluss, dass es nur gemeinsam zum Ziel geht. Alle Verhandlungspartner sollen am Ende zufrieden sein!
- Bewahren Sie Ruhe. Aufregung und Nervosität führen nur dazu, vorschnelle Urteile über die einzelnen Verhandlungspartner zu fällen, nicht deren wahre Intention zu sehen und ihnen eine ehrliche Chance zu geben.
- Aus Ihrem Entschluss, den möglichen Lösungsansätzen und dem Beginn der Verhandlungen entsteht ganz allmählich Ihr persönlicher Heilungsweg. Suchen Sie sich liebevolle Therapeuten und Menschen, die es gut mit Ihnen meinen. Letztgenannte sind be-

sonders wichtig, auch wenn es innerhalb der Familie manchmal schwierig werden könnte. Wenn es einmal emotional eng werden sollte, denken Sie daran, dass es ausschließlich um Ihr Leben geht. Die anderen, die Außenstehenden, müssen nicht mit den Konsequenzen der Entscheidungen leben.

# 8 Das Ziel

Wie heißt es doch so schön: Der Weg ist das Ziel. Und so gern und häufig der Spruch genutzt wird und deshalb im Grunde sehr phrasenhaft erscheint, so sehr trifft dieser Satz doch gerade in puncto Friedensverhandlungen mit Körper & Co. genau ins Schwarze. Denn diese Verhandlungen bedeuten eine Auseinandersetzung und Annäherung aller Verhandlungspartner miteinander und zueinander – mit einem Gewinn auf lange Sicht, wenn nicht gar einem Gewinn für immer.

Das zentrale Element bei den Gesprächen zwischen den einzelnen Partnern sind die gegenseitigen Motive, die aus den jeweiligen Interessen gespeist werden und auf Basis der individuellen Bedürfnisse entstehen. Sie sind natürlich immer eng an die jeweiligen Ziele der Beteiligten gekoppelt. Diese sind nicht immer offensichtlich, und es bedarf oft einiger Zeit, diese herauszufiltern. Wer zieht an welchem Strang? Was sind die Bedürfnisse von A, und welches Ziel verfolgt B?

Die herausragenden Bedürfnisse bei uns Menschen und damit natürlich auch bei den Verhandlungen sind Sicherheit, Liebe und Anerkennung. Um diese zu gewährleisten, sind Wertschätzung im gegenseitigen Umgang, Verbundenheit durch Nähe und Gemeinsamkeiten, Respekt der Autonomie jedes Partners unerlässlich.

Eine gute Möglichkeit, um den verschiedenen Bedürfnissen der Beteiligten auf die Spur zu kommen, ist die von mir entwickelte »Partner-Karte«-Übung. Sie hilft, sich einen Überblick zu verschaffen, und dient als Grundlage für die Erarbeitung einer Strategie. Bei komplexen Verhandlungen – und um solche handelte es sich bei mir – geht man schnell verloren im Sumpf von verschiedenen Interessen, Bedürfnissen und Zielen. Diese kleine Übung verhilft Ihnen zu mehr Klarheit.

## »Partner-Karte«-Übung

Nehmen Sie sich ein A4-Blatt im Querformat und zeichnen Sie sechs Spalten und neun Zeilen ein.

Die erste Spalte bleibt zunächst frei. In jede weitere Spalte schreiben Sie oben den Namen des Verhandlungspartners, also Körper, Seele, Geist, Herz und Ego hinein.

Jetzt starten Sie in der ersten Spalte, zweite Zeile, und schreiben untereinander folgende Begriffe: Verhandlungstyp, Interesse, Ziele, Bedürfnisse, wichtige Erfahrungen, Defizite, Besonderheiten, mögliche Argumente.

Im Anschluss daran nehmen Sie mit jedem Partner Verbindung auf. Unterstützende Übungen dazu finden Sie an vielen Stellen in diesem Buch. Zum Beispiel die »Lichtkugel«-Übung (Seite 78), um mit Ihrem Herzen Verbindung aufzunehmen.

Schreiben Sie Ihre Erkenntnisse nach und nach in die jeweiligen Spalten. Notieren Sie in jeder »Partner«-Spalte, was Ihnen zu den jeweiligen Begriffen einfällt und was etwas Wesentliches über den Verhandlungspartner aussagt. Beispiel beim Begriff »Verhandlungstyp«: Entscheider, Mitläufer, liebevoller Wegbegleiter. Beispiel beim Begriff »Ziele«: möchte zu einem schnellen Ergebnis kommen. Beispiel beim Begriff »Besonderheiten«: will immer recht haben, hört nie zu.

---

Dieses Blatt kann die Grundlage sein, um die richtigen Argumente zu finden und um eine zielführende Win-win-Taktik aufzustellen. Nachfolgend noch einige Anregungen und Gedanken zu den Bedürfnissen und Zielen der jeweiligen Verhandlungspartner.

**Die Bedürfnisse und Ziele des Körpers:**
Der Körper als Partner kommt mit wenig aus, das hat er sein ganzes Leben lang schon geübt beziehungsweise lernen müssen. Der Körper will bei einer Erkrankung das Problem gelöst haben, um wieder zu Kräften zu kommen. Darüber hinaus ist sein Ziel, dass er respektvoll behandelt wird und man sich um ihn kümmert. Er ist der Ort, in dem wir Menschen wohnen.

Unser Körper scheint einerseits hochkompliziert, andererseits gibt er sich mit wenig zufrieden. Falsche Atmung, mitunter eine ungesunde Ernährung, kaum Bewegung, weil zu viel Schreibtischdasein, zu wenig Flüssigkeitsaufnahme – immer häufiger läuft bei vielen der Körper auf Minimalbetrieb, und die Organe stellen sich darauf ein. Diese Fähigkeit haben wir für Notsituationen entwickelt.

Zu den Bedürfnissen des Körpers zählt sicher eine gute Atmung. Legen Sie sich einfach entspannt mit dem Rücken auf den Boden und beschweren Ihren Bauch mit einem Notebook oder einem Buch. Die einzige Aufgabe ist es, über die Bauchatmung den Gegenstand zu heben und zu senken. Nach etwa zehn Minuten werden Sie merken, dass Ihr Körper ganz anders mit Sauerstoff versorgt wird und Ihnen ein angenehmes Gefühl zurückmeldet. Ihre Atmung liefert den Superkraftstoff für Ihren Körper.

Ein weiteres Bedürfnis ist Flüssigkeit. Das ist leicht gesagt. Seit vielen Jahren erlebe ich die Menschen auf meinen Seminaren. Sie hangeln sich oft mit Kaffee und vielen zuckerhaltigen Getränken durch den Tag. Ich sorge inzwischen dafür, dass im Seminarraum nur stilles Wasser bereitgestellt wird. Eine Flasche pro Teilnehmer mit der Bitte, diese bis zum Mittag zu trinken.

Und: Das Leben ist Bewegung. Sieht man sich einen Tropfen Blut 400- bis 1000-fach vergrößert im Mikroskop an, dann geht es dort zu wie in einer Fußgängerzone. Alles wuselt herum. Wie im Kleinen, so gilt es auch für das Große. Alle Gelenke wollen in Aktion gebracht werden. Unser Körper ist für Bewegung gemacht. Energie muss fließen. Im Qigong redet man im Zusammenhang mit einem Krebstumor von »Energiestau«. Der freie Fluss ist unterbrochen, und es kommt zu einem Stau. Passiert das lange genug, kommt es zu einer Materialisierung. In meinem Fall hieß die Materie Lucky.

Was mich betrifft, durfte mein Körper jahrelang überhaupt kein Ziel äußern. Nur in Ausnahmefällen gab ich seinem Wunsch nach Ruhe und Erholung nach. Im Lauf der Zeit äußerte er seinen Wunsch immer lauter, weil zum Beispiel körperliche Einschränkungen zunahmen: Kopfschmerzen aufgrund von zu viel Stress und zu hoher Geschwindigkeit im Hamsterrad, Allergien als Signal, dass Druck abgebaut werden muss, und vieles mehr. Erst im Lauf meines Heilungsweges durfte mein Körper ein richtiger Verhandlungspartner mit eigenen Wünschen und Zielen, Interessen und Bedürfnissen werden. Hier und da ist es immer noch eine Herausforderung, ihm diese Rolle zuzugestehen. Manchmal verliere ich ihn noch aus den Augen. Aber dann denke ich daran, dass mir mein Körper jeden Tag so gut dient, wie er es kann, und es sich lohnt, ihm Aufmerksamkeit zu schenken. Denn in einem gesunden Körper lebt ein gesunder Geist oder auch umgekehrt.

Kurzum: gut schlafen, regelmäßig trinken und vernünftig essen – meine französischen Offizierskameraden fragten einmal während einer Tour durch Deutschland, warum wir den ganzen Tag überall belegte Brötchen essen?! –, diverse Verwöhnprogramme wie Streicheleinheiten, Massagen, Sex und ausreichend Kommunikation in einem sozialen Umfeld sowie gelegentliche Stille. Alles wohl dosiert und nicht in Flatrate-Manier. So könnte das Paket aussehen. Der Körper würde sich riesig freuen. Wohlfühlen wäre angezeigt.

Mir ist schon klar, dass dies oft leichter gesagt als getan ist. Fangen Sie einfach mit einer ersten Sache der Veränderung an. Keine Ausreden mehr. Es braucht hier und da lediglich etwas Disziplin, aber es lohnt sich, sie aufzubringen. Dann ist ein großer Schritt Richtung Ziel getan.

**Die Bedürfnisse und Ziele der Seele:**
Die Seele weiß alles, sie kann es allein nur nicht artikulieren. Sie braucht dazu den Körper und den Geist, den inten-

siven Austausch. Ziel ist es, in Verbindung mit allen anderen Beteiligten zu kommen und auch Seelenanteile wieder zurückzuholen, die aufgrund traumatischer Erlebnisse in der Vergangenheit abgespalten wurden. Dies kann zum Beispiel die Erfahrung sein, von den Eltern allein gelassen worden zu sein.

In solchen Momenten verlassen uns liebevolle Teile unserer Seele. Dann ist es wie mit einem Puzzle mit 500 Teilen, das an wichtigen Stellen Löcher aufweist.

Unsere Seele will ihren eigenen Weg zusammen mit uns leben und erleben. Ihr Bedürfnis nach einem liebevollen, lichtvollen Miteinander steht über allem. Sie eröffnet uns auch den Weg zu unserem spirituellen Körper. Weil uns diese Themen in unserer materialistischen Gesellschaft fremd sind, sagen wir »esoterisches Zeug« dazu, und unser Ego stempelt es gern ab als etwas für »Spinner und Stuhlkreissitzer mit einem Dauerlächeln«.

Spiritualität gehört aber meines Erachtens zum Leben wie der Schatten zum Licht. Es ist nur die Frage, ob Sie zum Schatten sehen oder zum Licht. Diese Entscheidung darf jeder selbst treffen.

Ich will Sie etwas fragen: Haben Sie jemals einen Menschen in den Tod begleiten dürfen? Ich wünsche Ihnen, dass Sie diese Erfahrung zu gegebener Zeit mit einem Ihrer Angehörigen machen dürfen. Es ist ein besonderer bedeutsamer Moment, wenn Menschen ihren Frieden finden und einschlafen. Wenn Sie dabeibleiben und den Verstorbenen nicht sofort abholen lassen, dann werden Sie ein besonderes Erlebnis haben. Einige Zeit nach dem festgestellten Tod umgibt diesen Menschen immer noch eine Aura, als wäre da noch ein Stück Leben in ihm. Es ist die Seele. Sie spüren auch den Moment, wenn die Seele sich zurückzieht und auf ihre Weiterreise geht. Nur weil wir die Koffer und das Flugzeug nicht gesehen haben, glauben wir das nicht.

**Die Bedürfnisse und Ziele des Geistes:**
Ziel des Geistes ist es, uns maximal auf unserem Weg zur Seite zu stehen. Zusätzlich will er alte Muster klären und auflösen sowie Verletzungen heilen, die uns bis in die Gegenwart beeinträchtigen und Energie rauben. Dies können mögliche Enttäuschungen sein wie fehlende Liebe seitens der Eltern, Missverständnisse zwischen Eltern und Kindern oder das Gefühl, oftmals mit seinen Sorgen allein gelassen worden zu sein. Mit Vernunft und guten Ideen unterstützt der Geist unseren Weg.

Er will ein gleichberechtigter Partner sein, ernst genommen und gehört werden. Sein Lebensspirit ist ungebrochen und jederzeit abrufbar.

Der Geist braucht neben aller Aktivität, genauso wie der Körper, auch Ruhepausen zur Erholung. Seine Tankstelle ist die Stille. Sein Bedürfnis nach Stille wird stärker, je mehr Lärm um uns herrscht. Wir neigen dazu, uns zu viel aufzuladen, sind durchgetaktet und haben dann zu viel um die Ohren. Ruhe und Stille zu finden, diese auszuhalten und ganz bei uns zu sein, das fällt uns heute immer schwerer, ist aber wesentlich.

Mein Geist war trainiert auf morgen, nächste Woche und nächstes Jahr. Mein Leben spielte sich in der Zukunft ab. Dort lagen die Lösungen und Chancen. Im Hier und Jetzt zu sein war mir völlig fremd. Die blühende Blume, der Sonnenuntergang, die vielen wunderbaren Momente im Jetzt blieben mir verborgen. Mittlerweile trainiere ich beispielsweise mit der »Baum«-Übung, meinen Geist in die Stille zu führen, um so seinem Bedürfnis danach zu entsprechen und bei mir zu sein.

## »Baum«-Übung

Nehmen Sie sich für diese Übung fünfzehn Minuten Zeit. Statten Sie sich mit einer angenehmen Sitzunterlage aus und suchen Sie sich in Ihrer Nähe einen Baum, den Sie mögen. Diese alten Wegbegleiter stehen überall.

Begrüßen Sie den Baum, umarmen Sie ihn und setzen Sie sich dann an ihn gelehnt auf den Boden. Schließen Sie die Augen und seien Sie einfach da …

Falls Ihnen diese Übung komisch vorkommt, möchte ich noch sagen: Kinder sind da völlig unbefangen. Sie lieben es, Bäume zu umarmen, testen spielerisch, ob ihre Arme lang genug dafür sind. Nicht ohne Grund gibt es daher in vielen Kitas und Kindergärten einen Waldtag pro Woche.

**Die Bedürfnisse und Ziele des Herzens:**
Unser Herz, unser Lebensmotor, will seine Liebe in voller Blüte zeigen – uns selbst und allen anderen Lebewesen um uns herum. Es hofft bis zum Ende, dass alles gut wird. Dass wir Hand in Hand mit unserer Seele und allen Beteiligten unseren Weg gehen. Darum hält es auch sehr lange durch.

Wenn ich sehe, was sich manche Menschen körperlich zumuten oder wie sie ihr System durch verschiedenste Gifte wie etwa Alkohol oder Zigaretten schädigen – das Herz bleibt lange der Fels in der Brandung. Es versucht, so gut es geht, mit den Belastungen klarzukommen, bäumt sich auf, bevor es in den meisten Fällen doch irgendwann kapituliert.

Bei keinem anderen Partner liegen Ziele und Bedürfnisse so eng beieinander wie bei unserem Herzen. Liebe als Ziel und gelebt als Bedürfnis, das ist die wunderbare Kombination.

**Die Bedürfnisse und Ziele des Egos:**
Das oberste Ziel des Egos heißt »überleben«, das zweite »wichtig sein« und das dritte »viel Anerkennung«.

Natürlich freut sich das Ego nicht nur über die Erfüllung seiner Ziele. Es ist vor allem daran interessiert, dass seine Bedürfnisse befriedigt werden. Und das vorrangige heißt dabei Sicherheit. Dieses Bedürfnis ist die eine Seite der Medaille, die andere ist das Gefühl der Angst. Je mehr Angst wir haben, desto größer und ausgeprägter ist unser Sicherheitsbedürfnis. Viele halsen sich daher zahlreiche Termine auf, ersetzen die Angst somit durch betriebsame Hektik. Je mehr wir uns aufladen, je voller unsere Kalender ist, desto weniger müssen wir und unser Ego uns mit der Angst auseinandersetzen. Denn dann herrscht der Glaube vor, dass wir ja anscheinend Wichtigeres zu tun haben. Zumindest unterlag ich diesem Mechanismus, und höchstwahrscheinlich bin ich kein Einzelfall.

Die Wurzeln für die Bedürfnisse und Ziele des Egos liegen vor allem in der Vergangenheit, vielfach in der Kindheit. Es geht ebenfalls um Erfahrungen und Erlebnisse, um Enttäuschungen, unerfüllte Bedürfnisse wie das nach Liebe, um fehlende Anerkennung und ein mangelndes unbefriedigtes Sicherheitsgefühl seitens der Eltern. Es geht nicht um Schuld oder Schuldzuweisungen, sondern nur darum, wie es sich zugetragen und was man als Kind und Heranwachsender daraus mitgenommen hat.

Auf den ersten Blick konkurrieren sicher einige Ziele miteinander. Dies ist kein Problem, sondern eine Herausforderung. Unter dem Strich müssen bei drei Parteien, gegebenenfalls auch mehr, alle Ziele und Interessen gut aufeinander abgestimmt werden, damit ein bestmögliches zufriedenstellendes Ergebnis für alle Parteien entstehen kann. Ihre »Partner-Karte« (Seite 124) hilft Ihnen dabei.

Erst wenn die Bedürfnisse klar sind, Ziele und Interessen deutlich kommuniziert sind, ist der Zeitpunkt gekommen, um sich über eine Verhandlungstaktik beziehungsweise eine strategische Vorgehensweise einen Kopf zu machen.

**Rüstzeug für die Verhandlungen:**
- Horchen Sie in sich hinein und stellen Sie eine Liste der individuellen Bedürfnisse Ihrer einzelnen Verhandlungspartner zusammen. Notieren Sie diese zum Beispiel in Ihrem Logbuch oder auf der Partner-Karte. Das hilft Ihnen, bei den Verhandlungen den Überblick zu behalten und immer wieder ganz gezielt eine konstruktive Zwischenbilanz zu ziehen.
- Beschäftigen Sie sich ausgiebig mit den Interessen aller Beteiligten. Die Interessen und Ziele in Verbindung mit den Bedürfnissen sind die Quelle für das Finden von Argumenten – sowohl der eigenen als

auch die der Partner. Diese Argumente wiederum sind die Grundlage für die spätere Wahl der taktischen Vorgehensweise.

- Vergleichen Sie die einzelnen Bedürfnisse und Ziele von Herz, Ego, Körper, Geist und Seele. Suchen Sie nach Gemeinsamkeiten, nach möglichen Knackpunkten und eventuellen starken Gegensätzen. Eine derartige Vorbereitung schützt vor unliebsamen Überraschungen.
- Identifizieren Sie Ihre persönliche Achillesferse und Ihre möglichen Ausweichstrategien. Meistens finden sich diese im emotionalen Bereich. Das Motto lautet: Raus aus der emotionalen Falle, rein in die »Hier ist der Ausweg«-Mentalität. Was, wenn ein Verhandlungspartner auf die Tränendrüse drückt? Was, wenn ein Konflikt droht? Was, wenn einer auf seiner Meinung beharrt? Was, wenn Sie sich in die Enge getrieben fühlen? Die Aufzählung könnte noch über Seiten so weitergehen. Sie kennen bestimmt am besten Ihre verletzlichen Stellen.
- »Wer kein Ziel hat, bei dem stimmt jede Richtung.« Sie brauchen daher ein klares Ziel, damit Ihr gesamtes System seine Kräfte bündeln kann. Am besten ist es, Sie visualisieren sich Ihr Ziel. Beispiel: Sie haben sich das Sprunggelenk gebrochen. Was ist jetzt ein kraftvolles Zielbild, welches Sie optimal unterstützen kann? Falls Sie zum Beispiel gern Mountainbike fahren, stellen Sie sich mit allen Sinnen vor, wie Sie mit intaktem, kraftvollem Sprunggelenk Ihre Lieblingstour fahren. Sie genießen den Blick in die Landschaft, nehmen den Duft der Sommerwiese auf etc.

Ihr Bild braucht den Zustand, der nach dem erreichten Ziel (geheiltes Sprunggelenk) eine besonders positive Kraft entwickelt.

- Zwischen welchen Verhandlungspartnern gibt es möglicherweise Zielkonflikte? Um dies herauszufinden, stellen Sie die Ziele und Interessen der Partner gegenüber. Es gilt, sich frühzeitig alternative Lösungen auszudenken und diese in der Taktik zu berücksichtigen. Beispiel: Ihr Körper fordert eine Erholungsphase ein, weil er erschöpft ist. Ihr Geist fordert dagegen, dass die paar kleinen Aufträge, wie schnell noch Mails beantworten oder der Hausputz, noch erledigt werden. Eine alternative Lösung könnte sein, eine Prioritätenliste zu erstellen, auf der neben dem Hausputz auch mindestens zwei Stunden Erholungsschlaf stehen.
- Aktivieren und stärken Sie Ihren Körper durch Bewegung. Mein absoluter Favorit ist hier mein kleines mobiles Trampolin. Nur fünfzehn Minuten leichtes Springen aktiviert auch die letzte noch eingeschlafene Zelle. Ich kombiniere diese Zeit mit dem Hören von fünf bis acht meiner Lieblingslieder. So steigt mein Gute-Laune-Pegel auf seinen Maximalwert. Diese gute Laune wirkt sich auf alle Beteiligten aus.

# 9 Die Taktik

Eine gehörige Portion Empathie, also das richtige Gespür für andere, ebenso ein gesundes Selbstvertrauen, eine Prise Mut, eine perfekte Vorbereitung, ein Stück Weitsicht ebenso wie Einsicht, ein sicheres Gespür für den richtigen Zeitpunkt, Lösungsalternativen vorzuschlagen und möglicherweise einzulenken, sowie die klare Formulierung von eigenen Bedürfnissen und Zielen – das sind die wichtigsten Zutaten einer erfolgreichen Verhandlungstaktik. Und die gute Nachricht: Diese Zutaten lassen sich durchaus antrainieren, zum Beispiel mit der »Einkaufs«-Übung, einer perfekten Trainingslektion im Alltag, die ich Ihnen anhand eines Beispiels aus meinem Leben kurz schildern möchte.

## »Einkaufs-«Übung

Die Ausgangslage: Ich habe eine kleine Holzwerkstatt und will eine gebrauchte Schreinerbank kaufen. (Die Schreinerbank können Sie durch jeden anderen Gegenstand ersetzen, den Sie gerne anschaffen möchten.)

Sie formulieren ein klares Ankaufsziel: Zustand des Gegenstandes, die mögliche Marke, die maximale Investition. Und: Wichtig ist, dass das Ziel noch ein wenig weiter gesteckt ist. Es geht nicht nur um den Gegenstand an sich, sondern auch um das, was Sie mit dem Gegenstand verbinden (zum Beispiel Autokauf = die Fahrt ans Meer; Einbauküche = ein toller Kochabend mit Freunden). Ich beispielsweise habe als Zielbild eine schöne Holzkassette im Kopf, die ich auf der fraglichen Werkbank gefertigt habe.

Jetzt geht die Suche los. Ich suche gern über Google oder direkt auf eBay. Schnell sind so zwei Bänke gefunden. Wichtig ist, dass Sie eine Auswahl haben und nicht von einem einzelnen Angebot »abhängig« sind. Der Kontakt zu einem der Anbieter ist schnell hergestellt. Er möchte 600 Euro haben. Mein Limit für diese Investition liegt jedoch bei 500 Euro. Selbstbewusst schreibe ich eine Mail an den Anbieter mit dem Wortlaut: »Ihre Werkbank ist für mich von Interesse, liegt aber leider über meinem Budget. Was können Sie beim Preis noch machen?«

Jetzt ist der Anbieter am Zug. Einen Preisnachlass von 50 Euro könne er sich vorstellen, aber dies sei sein Limit, schreibt er zurück.

Nun braucht es einen nächsten taktischen Schritt, ein alternatives Angebot an diesen Anbieter. Ich maile ihm, dass 550 Euro für mich okay seien, aber er müsse mir dann die Bank anliefern. Der Betrag für die Transportkosten liegen über 50 Euro. Damit würde es unterm Strich sogar noch billiger für mich werden.

Bleiben Sie bei der Kommunikation mit dem Anbieter freundlich und distanzieren Sie sich emotional von dieser getroffenen Auswahl. Sie haben ja noch ein zweites Angebot in der Hinterhand. Das ist sehr wichtig, damit Sie entspannt bleiben können.

Der Anbieter hat auch noch andere Teile bei eBay eingestellt. Mein Gefühl sagt mir, dass die Bank eines seiner größeren Stücke ist. Ein Verkauf wäre gut für ihn. Eine Anlieferung aber ist ihm nicht möglich, wie er mir mitteilt. Ich schreibe eine letzte Mail: »Vielen Dank für die Prüfung meines Vorschlags. Mein Limit liegt leider bei 500 Euro. Sie haben eine schöne Schreinerbank. Sie wird bestimmt einen prima Platz finden. Ich wünsche Ihnen viel Erfolg beim Verkauf. Sollten Sie mir die Bank doch für 500 Euro verkaufen wollen, würde ich mich sehr freuen. Ich würde sie dann auch selbst abholen.«

24 Stunden später kommt vom Anbieter die Zusage per Mail. Ich bekomme die Bank für mein festgesetztes Budget. Zwar waren die 500 Euro nicht das Ziel des Anbieters, aber wie er mir bei der Abholung sagte, freue er sich trotzdem über den Abschluss.

---

Was Ihnen möglicherweise zunächst wie eine mitunter banale Übung erscheint, birgt großes Potenzial. Sie lernen auf diese Weise zum Beispiel, für sich ein sehr genaues Zielbild zu entwerfen, dieses durch fokussiertes Handeln zu stärken sowie Messkriterien aufzustellen und zu beachten. Sie erfahren, wie wichtig es ist, immer eine wirkliche Alternative zu haben, um nicht mit Scheuklappen ausgestattet völlig nur auf eine Sache versteift zu sein. Und Sie üben sich darin, die Interessen und möglichen Bedürfnisse eines Gegenübers zu identifizieren und freundlich und respektvoll zu kommunizieren.

Je öfter Sie üben, desto leichter werden Ihnen Verhandlungen auch in emotional schwierigeren Situationen fallen.

Als ich dann selbst in die Friedensverhandlungen mit meinem Körper, meiner Seele, meinem Geist, meinem Herzen und meinem Ego ging, hatte ich dabei ein leicht angespanntes, vorfreudiges Gefühl. Ich hatte mir die Taktik zurechtgelegt, dass ich alle Beteiligten davon überzeuge, den Tumor in Frieden gehen zu lassen. Es sollte sozusagen ein Camp-David-Abkommen zugeschnitten auf Uwe Kapfer zustande kommen. Ich hatte mir dafür zwei Vorgehensweisen überlegt. Beiden war gemein, dass das Problem des Tumors an der Wurzel aufgelöst wird, es galt, die Ursache des Wachstumsbeginns zu heilen. Eine weitere Gemeinsamkeit für beide Alternativen sollte sein, dass alle Zellen am Ende in Frieden leben können. Ich wollte grundsätzlich nicht angreifen, sondern das Problem nachhaltig am runden Tisch klären. Ich setzte auf die Einsicht aller Beteiligten.

Die Alternative A sah überdies vor, dass ich in bilateralen Gesprächen die Partner nach und nach für mein Vorhaben gewinnen wollte und Lucky am Ende aus Einsicht seinen Rückweg antritt. Dieser gesamte Prozess konnte sich durchaus über einen Zeitraum von ein bis zwei Jahren erstrecken.

Alternative B war der Notfallplan. Sollte zu irgendeinem Zeitpunkt das Wachstum von Lucky rasant fortschreiten und er oder einer der Partner nicht zum Frieden bereit sein, würde ich mich dem sozusagen »bewaffneten« Angriff stellen und andere Geschütze auffahren. Eine klassische Operation oder eine gezielte thermische Bestrahlung wären dann zu überlegen. Diese Optionen sollten bei Bedarf sehr kurzfristig greifen. Für den Moment wollte ich noch keine Energie darauf verschwenden.

Doch ebenso wichtig wie das Zurechtlegen der eigenen Taktik ist es enorm gut zu wissen, welche Taktiken sich die anderen Partner am Verhandlungstisch möglicherweise zurechtgelegt haben. Auch hier gilt, was ich bereits an anderer Stelle erwähnt habe: Jeder Mensch ist so individuell und besonders, dass jeder Körper und jede Seele, jeder Geist und jedes Herz wie auch jedes Ego ganz eigen ticken und somit auch die Taktik der einzelnen Charaktere von Mensch zu Mensch abweichen kann. Aber natürlich gibt es auch besonders häufig auftretende Vorgehensweisen.

**Die Taktik des Körpers:**
Im Vordergrund steht der Weg des geringsten Widerstands. Warum? Darum: Unser Körper besteht zu 70 Prozent aus Wasser, und Wasser nimmt immer den Weg des geringsten Widerstands. Oder haben Sie Wasser schon einmal bergauf laufen sehen? Nein. Natürlich verfolgt unser Körper daher die Tendenz, den bequemen Weg zu gehen. Nachgeben ist für ihn akut einfacher, als sich aktiv zu engagieren. Dieses Nachgeben kann sich etwa insofern äußern, dass er auf den Vorschlag eingeht, ein Medikament zu nehmen, um Kopfschmerzen zu lindern. Oder ein anderes alltägliches Beispiel: Bei großer Abhängigkeit von Zucker und Kohlehydraten wird, besonders unter Stress, schneller zu einem Stück Schokolade gegriffen, als nach dem Vorsatz »Ich verzichte auf Süßes und esse viel Frisches« zu handeln.

Eine weitere Taktik des Körpers ist es, Veränderungen zu vermeiden. Der Körper liebt eine gewisse Routine und gewisse Rituale. Jeden Tag dasselbe Bein zuerst in die Hose, jeden Morgen einen Kaffee, zwischendurch ein Stück Schokolade und immer wieder mit derselben Hand zum Stift greifen – Wechsel ausgeschlossen – sowie am Abend die geliebte Einschlafposition. Das größte Interesse des Körpers ist es, zuverlässig und kontinuierlich zu funktionieren, zwischendurch nimmt er gern eine Portion Verwöhnen und Wertschätzung entgegen.

Weil der Körper aber auch das Haus ist, in dem unser Herz wohnt, sollte er mit besonderem Bewusstsein betrachtet werden. Er muss bei Veränderungen immer behutsam an die Hand genommen werden. Die Komponente »Zeit« spielt bei ihm im Rahmen der Verhandlungen eine besonders wichtige Rolle. Er braucht Zeit, viel Zeit.

Im Umgang mit unserem Körper lohnt sich eine Salamitaktik, als Vegetarier sage ich auch gerne Tofutaktik dazu. Scheibchen für Scheibchen arbeiten wir uns vor. Ich erinnere mich an die Umstellung meines Frühstücks. Ich wollte den Brotkonsum reduzieren und durch grüne Smoothies, also durch Mixgetränke aus grünen Salaten oder Gemüsen mit etwas Obst, Kräutern und Wasser oder Saft, ersetzen. Ich suchte mir eine ruhigere Woche aus, um mein Vorhaben in die Tat umzusetzen. Ich startete mit nur zwei Smoothies die Woche. Im Lauf des Vormittags an einem »Smoothie-Tag« meldete sich mein Körper mit Leichtigkeit und einem angenehmen Gefühl nach dem Motto: »Heute habe ich schon etwas Gutes für mich gemacht.« Stück für Stück stellte ich so meine Frühstücksroutine um.

**Die Taktik der Seele:**
Die Seele macht es sich generell, aber auch in der speziellen Situation der Verhandlung, zur Aufgabe, Signale, Hinweise

und Zeichen zu schicken – bei mir zum Beispiel in Form von Botschaften, die sie von Nummernschildern ableitete.»...-DR 510« – dieses Schild sah ich auf einer Autofahrt im Januar 2012. Das Auto fuhr vor mir Richtung Koblenz. Ich dachte noch: »Ach, bestimmt ein Zufall, dass die Abkürzung ›DR‹ für Doktor stehen könnte und 510 zufällig mein Geburtsdatum ist und das Auto zufällig in Richtung Koblenz weiterfährt.« Koblenz, wo das Bundeswehrkrankenhaus ist, in dem ich die Computertomografie machen ließ, einen Tag, nachdem Lucky diagnostiziert worden war. Tagelang hat mich diese Botschaft verfolgt und zum weiteren Nachdenken angeregt.

Die meisten Zeichen kommen aber über unseren Körper. Die Seele geht dabei immer sehr behutsam, ohne Hektik, vor. So reicht die Spannbreite von einem kleinen Zwicken über Erkältungen, Schmerzen bis zu Herzproblemen oder eben auch einer Krebsdiagnose. Indem die Seele über unseren Körper kommuniziert, hält sie sich an die Taktik »Wer nicht hören will, darf fühlen«.

Die in meiner Wahrnehmung sehr oft eingesetzte Taktik hieß überdies: »Viele kleine Signale ersetzen eine Großoffensive.« Die Seele weiß um unseren weichen Kern und wie sehr der Körper sich Veränderungen widersetzt. Sie sieht auch unsere Ängste und die latente Bereitschaft zur Flucht.

Zur Änderung einer Taktik wird die Seele nur gezwungen, wenn das Ego alle Hinweise ignoriert, der Körper so geschwächt ist, dass er nicht mehr durchhalten kann, oder der Geist seinen Lebenswillen aufgegeben hat. In diesen drei Fällen bereitet sich die Seele behutsam auf den Rückzug vor. Der Tod übernimmt die nächste Station nach dem Leben, bevor das Leben wiederkehrt und die Seele sich neu formiert.

**Die Taktik des Geistes:**
Eine ausgeprägte Taktik des Geistes sind Versprechungen wie: »Ernähre dich ohne Kohlenhydrate und ohne Zucker, so hungerst du den Tumor aus, und er verschwindet.« Damit soll die Angst unterdrückt und dem Geist Entlastung verschafft werden.

Ab und zu arbeitet unser Geist auch mit der Taktik der geliehenen Macht. Was Dritte gesagt oder geschrieben haben, das sollte man bedenken oder beachten. Er greift dabei gern auf den reichhaltigen Schatz der gemachten, gehörten oder abgespeicherten Erfahrungen zurück. Zum Beispiel erzählte mir ein Arzt von einem Patienten, der sich nach seiner Krebsdiagnose komplett von seinem bisherigen Umfeld abgrenzte. So war er telefonisch nur über die Handy-Mailbox erreichbar, und auch die hörte er nur einmal im Monat ab. Zudem ließ er sich alternativ medizinisch behandeln. Inwiefern dieser Mann in puncto Job und Ernährung auch etwas veränderte, weiß ich nicht. Auf jeden Fall verschwand sein Tumor. Das machte mir Mut, und mein Geist speicherte dies ab. Oft fokussierte sich mein Geist zudem auf Literatur rund um ganzheitliche Heilungsmethoden. Überall tauchten helfende Bücher auf.

Taktische Ablenkungsmanöver gehören ebenfalls beim Geist zur Tagesordnung, gerade wenn er auf einem Ausflug in die Zukunft ist. Raus aus dem Jetzt und rein in das, was die nächsten Wochen an Positivem passieren kann. Diese Maßnahme lenkt von aktuell brennenden Themen ab und schützt uns vor emotionalen Tiefphasen.

Der Geist handelt sehr flexibel und kann sich in Echtzeit auf neue Situationen einstellen. Einmischungen von außen werden streng gefiltert. Das Hauptinteresse ist, das Ruder nicht aus der Hand zu geben. Bezüglich der Taktik äußert sich dieses Bedürfnis nach Autonomie zum Beispiel in Form von klaren Vorstellungen der Zukunft, die oft abgekoppelt sind von unserem Körper. Gedanken bewegen sich quasi mit Lichtgeschwindigkeit, wir selbst mit 6 km/h.

**Die Taktik des Herzens:**
Das Herz versucht es allen Partnern recht zu machen. Es macht sich nie wichtig und ist der beste interne Dienstleister von allen. Es bildet unsere strategische Reserve. Beispielsweise in Zeiten, in denen ich beruflich und privat viel um die Ohren hatte, passte es sich liebevoll an. Das Herz erhöht in solchen Phasen seine Leistung. In Zeiten völliger Ruhe dagegen lässt es uns mit einem niedrigeren Blutdruck schneller zur Entspannung finden.

Beim Thema Kommunikation mit seiner Umwelt handelt das Herz sehr vorsichtig. Wenn es verschlossen ist, wird es schwer, überhaupt eine Taktik zu erkennen. Es agiert dann oft im Hintergrund und hält sich zurück.

Gern genommen wird auch die Taktik »Stimmungsumschwung«. Von einer Sekunde auf die nächste kippt die emotionale Situation von Begeisterung in große Trauer. Die Zellen bekommen eine andere Information als noch eine Minute zuvor. Es ist wie bei einem Time-out im Handball. Alle werden zusammengetrommelt. Nach einer kurzen Beratungsrunde im Team geht es neu sortiert mit besserer Stimmung weiter.

Eine noch viel deutlichere Taktik des Herzens lautet »Rückzug auf breiter Front«. Das Herz meldet sich dabei mit ersten Leistungseinschränkungen, sogar ein Infarkt droht. Für die Verhandlung bedeutet dies, dass sich das Herz ausklingt und zurückzieht. Anders erklärt: Es ist so, wie wenn ein Spieler beim Fußballspiel schon eine gelbe Karte bekommen hat und der Schiedsrichter mit seiner Nase nur zwei Zentimeter von seinem Gesicht entfernt ist und sagt: »Wenn Sie noch das kleinste Foul begehen, schmeiße ich Sie vom Platz.« Seine Hand ruht dabei auf der rechten Gesäßtasche, wo die rote Karte steckt, die deshalb auch »Arschkarte« genannt wird.

**Die Taktik des Egos:**
Wenn es eine Taktik gibt, die recht einfach und schnell durchschaubar ist, dann die des Egos. Da es generell permanent Angst hat zu sterben und diese Gefahr für das Ego bei einer Krebserkrankung bedrohlich nah zu sein scheint, lautet seine Haupttaktik, ständig in Aktion zu bleiben, sich abzulenken beziehungsweise die Verantwortung an andere abzugeben oder einen Schuldigen zu suchen. Hauptsache, das Problem ist schnell vom Tisch, egal ob es gelöst oder nur verdrängt wird. Das Ego drückt aufs Gaspedal. Die anderen Verhandlungspartner und deren Bedürfnisse sind für das Ego zweitrangig.

Die Vorgehensweise des Egos ist sehr opportunistisch. Was hilft, um Anerkennung zu bekommen, das wird gemacht. Ich habe versucht, Anerkennung über Leistung einzuheimsen. Mein Lebensweg war von vielen Karriereschritten geprägt. Schule, Bundeswehr, der Wechsel in die Wirtschaft – mein Ego war an Erfolg gewöhnt, sodass es sich etwas anderes nicht vorstellen konnte und wollte. Es gab Anerkennung, Beförderungen, gute Gehälter, Privilegien. Warum also etwas ändern, auf einen anderen hören oder vielleicht sogar das Lebenskonzept ändern?

Ein sicherer Weg für einen schnellen direkten Kontakt mit dem Ego ist der Angstknopf. Wenn der große Angstknopf gedrückt wird, zum Beispiel über eine Todesnachricht oder ein drohendes großes finanzielles Desaster, legt das Ego sein Megafon zur Seite und spitzt die Ohren. In diesen Momenten ist es entspannter und friedlicher. Es öffnet sich ein Zeitfenster, um kooperativ mit allen Partnern zusammenzusitzen.

An solche Momente gilt es anzuknüpfen und das Ego davon zu überzeugen, dass es im Rahmen seiner Taktik auch andere Wege gehen darf, es zum Beispiel ruhig einmal zuhören und in die zweite Reihe treten kann.

Generell kann auf der taktischen Ebene durchaus auch einmal Druck ausgeübt werden oder ein kleiner Rückzug stattfinden, oder man gibt mal nach oder schließt einen kleinen Kompromiss. Das ändert aber überhaupt nichts an der Strategie des partnerschaftlichen Verhandelns. Sehr oft wird die übergeordnete Ebene der Strategie fälschlicherweise gemischt mit der Taktik.

Typische Muster auf der taktischen Ebene sind Versprechungen, man trifft sich auf halbem Weg, versucht den anderen zu überreden oder ihn mit Nettigkeiten für sich zu gewinnen. Menschen sind auf der taktischen Ebene sehr kreativ, und so waren es auch meine Verhandlungspartner.

Im Allgemeinen liegt das Problem darin, die einzelnen Partner und ihre Taktiken unter einen Hut zu bekommen. Es muss eine gewisse Gruppendynamik entstehen, damit die Verhandlungen nicht zum Stillstand kommen oder gar frustriert abgebrochen werden.

Am besten bereiten Sie sich auf die einzelnen Taktiken vor, indem Sie wie beim Schachspiel mögliche Züge vorausschauend durchdenken. Etwa in der Art: »Wenn ich das mache, was könnte beim Gegenüber passieren?« Je mehr Sie durchdenken, desto weniger Überraschungen erleben Sie später. Beachten Sie aber, dass dies nur Gedankenspiele sind und diese mit der Wirklichkeit noch nichts zu tun haben. Beim Militär haben wir immer gesagt: Die Landkarte ist nicht das Gelände.

**Rüstzeug für die Verhandlungen:**
- Es gibt keine richtige oder falsche Taktik. Jede Taktik ist, wie sie ist, steht für sich und darf so bleiben. Freuen Sie sich auf verschiedene Optionen und Herangehensweisen. Das macht es spannend und zeigt Ihnen an sich selbst neue Seiten.
- Fühlen Sie sich nicht gleich übergangen und außen vor, wenn einer der Partner sich und seine Taktik als das Nonplusultra darstellt; wenn beispielsweise das Ego ganz konsequent versucht, schnellstmöglich zum Ziel zu kommen und Ihnen mehr oder weniger das Wort verbietet. Seien Sie nachsichtig und geben Sie sich gegenseitig Raum.
- Taktische Manöver sind nur Momentaufnahmen. Sie sagen noch nichts über die grundsätzliche Strategie aus. Versuchen Sie, sich einen Überblick zu verschaffen. Die Gefahr, dass Sie einem möglichen Hinterhalt aufsitzen, ist zu groß. Beispiel: Einige Wochen nach der Diagnose war ich bei einem Heilpraktiker in Bonn. Er zeigte mir einen möglichen, aber sehr teuren Heilungsweg auf. Dieser klang auch recht gut, und fast hätte mein Ego ein eindeutiges »Jawohl« ausgesprochen. Am Ende des Gesprächs sagte der

Mann jedoch, dass ich alles andere abbrechen sollte! Keine Infusionen mehr, keine Auseinandersetzungen mehr mit mir selbst. Mein Herz sagte sofort: Raus hier! Und ich folgte dieser Aufforderung. Für diese Sitzung musste ich übrigens vorab 250 Euro bezahlen. Meine EC-Karte wurde durch das Gerät gezogen und weg war das Geld. Auf eine Rechnung warte ich bis heute.

# 10 Die Begegnung

Das erste Mal so richtig am virtuellen Verhandlungstisch saßen wir alle etwa im Frühjahr 2011, also ungefähr eineinhalb Jahre nach der Diagnosestellung. Als Erstes wurden die Alternativen erörtert. Was könnte ich alles tun, um den Krebs nach Hause zu schicken? Es war wie bei einer Anhörung. Einer nach dem anderen trug seine Punkte vor. Jeder der Beteiligten hatte eine Meinung dazu, jeder sollte Gehör finden.

**Statement Körper:**
*Ich kann nur sagen, dass wir demnächst einen Plan brauchen, wie wir mit Lucky umgehen. Die bisherigen Bemühungen waren sehr wertvoll und haben viel Gutes bewirkt. Die Krebszellen sind aber so hartnäckig. Sie wachsen munter vor sich hin. Inzwischen muss ich sehr viel Energie aufwenden, um den Tumor isoliert halten zu können. Ich bin tapfer, aber irgendwann geht mir die Puste aus. Aus meiner Sicht können wir alle zusammen prima mit einer Niere leben. Die rechte Niere ist vollkommen gesund und leistungsfähig. Aus meiner Sicht muss die linke Niere entnom-*

men, also geopfert werden, damit wir mit neuer Orientierung und viel mehr Energie als heute weiterleben dürfen.

**Statement Seele:**
Aus meiner Sicht ist es keine Frage von Alternativen. Es wird einen Weg geben, der zu unserem weiteren Leben passt. Er wird sich herauskristallisieren. Seid einfach wachsam und noch etwas geduldig. Vertraut auf die Weisheit aller Beteiligten. Gemeinsam und mit der Hilfe von lieben Menschen wird es eine leichte Entscheidung werden. Lasst sie einfach zu.

**Statement Geist:**
Ich spreche aus meinem umfangreichen Erfahrungsschatz der letzten Jahrzehnte. In meiner Wahrnehmung gibt es sehr unterschiedliche Herangehensweisen. Medizinisch gesehen besteht bei einer Operation eine Heilungschance von über 90 Prozent. Weitet man den Horizont, so gäbe es auch die Möglichkeit einer alternativen Behandlung. Eine gleichwertige Möglichkeit erscheint mir, einen Heiler zu finden, der Erfolge nachweisen kann. Krebszellen bestehen letztendlich auch aus Energie. Ein Mensch mit besonderen Fähigkeiten könnte diese Energie nachhaltig beeinflussen und damit den Tumor kleiner werden lassen. Wir kennen Menschen, die sehr gute Heiler kennen. Egal, für welche Alternative wir uns entscheiden, alles muss gut vorbereitet und geplant werden. Jede einzelne Zelle soll Bescheid wissen, was passieren wird. Das ganze System soll die Entscheidung mittragen.

**Statement Herz:**
Mein Wunsch ist es, dass der Weg von allen angenommen werden kann. Ich werde alles tun, was in meinen Möglichkeiten liegt, um das am Ende beschlossene Vorhaben zu unterstützen. Alle

Zellen des Körpers werden von mir optimal mit Sauerstoff und Nährstoffen versorgt, damit sie leistungsfähig sind. Zusätzlich werde ich meinen Anteil leisten, damit alles mit einem guten Gefühl geschehen kann. Ich bin auf jeden Fall sehr froh, wenn alles vorbei ist. Alles wird sich freier und leichter anfühlen.

**Statement Ego:**
*Aus meiner Sicht gibt es nach dem heutigen Kenntnisstand nur drei Möglichkeiten: Nummer 1 ist sehr einfach und gleichzeitig völlig abwegig. Wir verfahren nach dem Prinzip Hoffnung. Irgendwann wird der Tumor schon verschwinden. Falls dieser Fall nicht eintreten sollte, sterben wir eben.*

*Nummer 2 beinhaltet ebenfalls keine konkreten Maßnahmen gegen den Tumor, es wird aber konsequent die Ernährung umgestellt. Zusätzlich gibt es wertvolle Ergänzungsstoffe wie Vitamin C, Selen als intravenöse Verabreichung. Flankiert wird das Ganze noch mit sehr fokussierter Energiearbeit zur Verkleinerung des Tumors. Diese Variante bevorzuge ich, weil ich hier am wenigsten Angst habe.*

*Nummer 3 sieht ebenfalls gut aus, auch wenn ich Krankenhäuser überhaupt nicht mag. Die linke Niere wird komplett entnommen. Blöd finde ich, dass ich während der Narkose die Kontrolle komplett abgeben muss. Damit muss ich mich erst anfreunden.*

Einig waren sich alle Verhandlungspartner nur bei der Geschwindigkeit, es sollte auf jeden Fall schnell über die Bühne gehen. Es war seltsam, sich derart intensiv mit sich selbst auseinanderzusetzen – aber es machte auch Spaß.

Manchmal mahnte ich mich selbst zu Gesprächen, wenn ich spürte, dass der alte Trott sich wieder einzustellen drohte und ich gerade jobmäßig meine Runden im Hamsterrad zu drehen begann. Manchmal meldete sich bei mir einer der Partner, zum Beispiel mein Körper in Form von grenzenloser Erschöpfung, und pochte darauf, die Auseinandersetzungen fortzuführen.

Manchmal fanden nahezu täglich Verhandlungseinheiten statt. Während ich zum Beispiel die »Lichtkugel«-Übung machte, wollte mein Geist wissen, wann es denn endlich allen deutlich besser gehen würde, und das Ego meinte, dass dies alles ohnehin nichts bringe. Oder die Seele hakte während einer Meditation nach, ob wirklich alle Beteiligten liebevoll behandelt werden.

Manchmal aber war es auch über mehrere Wochen ruhig. Dann sammelte sich jeder Beteiligte und verarbeitete das bereits Besprochene.

Ich merkte schnell – und hatte es ja auch bereits im Vorfeld geahnt und bei den Sondierungsgesprächen gesehen: Die Verhandlungspartner können unangenehm sein. Sie lassen sich nichts vormachen. Sie lassen sich nicht ignorieren. Sie geben sich nicht mit Ausflüchten zufrieden, und sie haben auch gar keine Lust, sich auf irgendwelche fadenscheinigen Kompromisse einzulassen – die Partner sind hartnäckig, aber fair. In meinem Fall wollten sie mir eine Chance für ein gemeinsames Leben geben, im Gegenzug forderten sie Antworten, und darum ließen sie auch nicht locker. Und das war gut so. Sehr gut sogar. Denn selbst war ich manchmal der Auseinandersetzung mit mir und meinem Inneren müde, zumal ich ja auch noch meinen normalen Alltag bewerkstelligen musste. Mittlerweile wohnte ich mitten im Naturpark Siebengebirge in einem freistehenden Haus direkt am Waldrand. Es war ruhig, ideal für die innere Arbeit. Meine Hunde und ich hatten es uns hier gemütlich gemacht. Die Scheidung war im Juli 2011 endlich über die Bühne. Tina und ich konnten jeder eigene Wege gehen. Ein wichtiger Moment, wofür ich sehr dankbar war. Für eine neue Partnerschaft war ich noch nicht bereit. Es gab zu viel, was in mir alles noch unsortiert war, um mich einem anderen Menschen zu öffnen. Noch waren viele Erfahrungen und Erlebnisse aus der Vergangenheit, gerade der Kindheit, unaufgearbeitet. Ich hatte dies bei der Begegnung mit Valerie gemerkt. Das ging mir zu schnell, ich war noch nicht bereit. Ich ahnte aber, dass im Lebensbereich »Beziehung« etwas anstehen würde, konkret war es noch nicht. Es war nur so eine Vorahnung …

Der Job lief wie gewohnt weiter. Ich stellte aber fest, dass ich deutlich entspannter wurde und etwa bei Seminaren gegenüber den Teilnehmern keine Inhalte mehr durchdrücken wollte, sondern den Seminarverlauf und dessen Tempo offenhielt. Jeder der Teilnehmer sollte für sich entscheiden, was er aus der Veranstaltung mitnehmen wollte. Irgendwie änderte sich etwas an meinem Anspruch, mein Ego wurde ruhiger. Das war schön.

Aber meine Verhandlungspartner konnte ich damit nicht beeindrucken. Sie gaben sich nicht geschlagen. Sie kamen wieder, wollten reden und stellten mir in diesem Rahmen auch andere Beteiligte vor, die im Zuge meiner jahrelangen Distanziertheit und Abgrenzung zu meinem Ich in Mitleidenschaft gezogen worden waren und sich nun von den Verhandlungsgesprächen ebenfalls eine starke Verbesserung erhofften. So begegnete ich meinem Inneren Kind, und es gab plötzlich kein Zurück mehr.

Zunächst war es für mich nur ein bangloser Flyer, den ich irgendwann im Frühjahr 2005 zum ersten Mal gesehen hatte. Damals hatte ich den Text nur rasch überflogen und als Firlefanz abgetan. Aber wenn Dinge wichtig sind, kommen sie irgendwann wieder. So hielt ich den inzwischen grafisch moderner gestalteten Flyer im Februar 2011 wieder in Händen. Dort standen Sätze wie: »Wenn wir unserem Inneren Kind ›begegnen‹, es annehmen, so wie es ist, und liebevoll seine Wunden und Verletzungen heilen, bewirken wir eine jetzt noch unvorstellbare positive Lebensveränderung, die uns zu mehr Liebe und Freude, zum Glücklichsein und zu mehr Erfülltsein führen wird«, und: »Das verletzte Kind in uns bestimmt unser Leben und kann Ursache für unseren jetzigen Misserfolg, unser Unglücklichsein oder Misstrauen sein.«

Irgendetwas regte sich in mir beim Lesen dieser Zeilen. Tief in meinem Innern wusste ich natürlich, dass es in meiner Vergangenheit einige Verletzungen der Seele gab, die ich jedoch meisterhaft verdrängte und überspielte. Dass da ungelöste Themen mit meinen Eltern im Raum standen, denen ich mich nicht stellte.

Warum ich gerade in diesem Moment, beim Lesen des Flyers, für diese Worte empfänglich war – keine Ahnung. Vielleicht lag es ein Stück weit an meinem Naturell. Ich bin generell ein neugieriger und offener Mensch. Ich versuche keine Vorurteile zu haben, sondern mir lieber meine eigenen Urteile aufgrund von Erfahrungen zu bilden. Zugegeben: Das ist nicht immer leicht. Das Unterbewusstsein macht einem des Öfteren einen Strich durch die Rechnung, trifft eine Entscheidung, bevor das rationale Denken und Abwägen überhaupt eingesetzt hat. Doch ich versuche dagegenzuhalten, indem ich auch immer wieder Sachen ausprobiere, abseits meines gewohnten Alltags, getreu dem Spruch: Hinterm Horizont geht es weiter. Ein Bungee-Sprung in Neuseeland Anfang der neunziger Jahre war so eine Sache, auch die Teilnahme am Inline-Marathon 1999 in Hamburg gehörte dazu. Es gab da kaum einen Muskel, der nicht schmerzte, aber ich hielt mich wirklich tapfer die 42 Kilometer auf den Rollen. Ebenso war meine Arbeit als Türsteher und Barkeeper ein Ausflug in eine andere Welt, da war ich um die neunzehn, zwanzig Jahre alt. Und nun forderte mich also quasi das Innere Kind, *mein* Inneres Kind heraus.

Dass es sozusagen die Vorgespräche zu einer intensiven Verhandlung sein sollten, ahnte ich beim Lesen des Flyers nicht. Es gab da in mir nur eine Stimme, die sagte: »Mach das, Uwe. Mach das einfach.« Und so saß ich sechs Wochen später, Anfang April 2011, gemeinsam mit elf Frauen und zwei Männern in einem etwa 50 Quadratmeter großen, eher wohnzimmerähnlichen Seminarraum in einem Bungalow in der Nähe von Hennef bei Bonn. Die Einrichtung war schon etwas skurril: alte Teppiche, alte verstaubte Holzregale und hier und da als Dekorationselement eine kleine kitschige Lampe; auch alt, aber weit entfernt davon, als antik durchzugehen. In diesem Raum schien die Zeit im Jahr 1975 stehengeblieben zu sein. Alles war ein wenig so, wie ich es aus meiner Kindheit von unserem Zuhause her kannte. Es war wirklich schräg, passte aber natürlich irgendwie zum Thema. Apropos: Im Nachhinein denke ich, dass es wahrscheinlich das Beste war, dass ich ohne konkrete Erwartungen in dieses Seminar ging. Ich spürte keinen Druck, Bestimmtes über mich erfahren zu wollen oder erfahren zu müssen. Ich war nicht auf der Suche nach Antworten, denn ich hatte keine Fragen. Ich war offen für Überraschungen.

Wir Teilnehmer saßen im Halbkreis auf Matten auf dem Boden. Alle kamen wie ich aus dem näheren Umkreis von 100 Kilometern. Der älteste war um die sechzig Jahre und ebenfalls ein ehemaliger Soldat, aber auch eine Goldschmiedin und eine zweifache Mutter waren unter den Teilnehmern. Jeder hatte etwas aus seiner Kindheit mitbringen müssen. Ich weiß noch, dass eine Frau ein Fotoalbum in die Mitte legte, eine andere eine Puppe und eine Kerze, wiederum eine andere Teilnehmerin eine bunte Kinderhalskette, und ich selbst platzierte dort »Meckie«, meinen kleinen Stoffigel. Er ist neben meinem Teddybären tatsächlich das Einzige, was mir aus meiner Kindheit geblieben ist. Andere Spielsachen haben meine Eltern verschenkt oder entsorgt.

Die Seminarleiterin war Ingrid Finger, diplomierte Mental-Trainerin und Coach. Sie sammelte zu Beginn alle Handys ein und verhängte für außerhalb des Seminarraums ein »Sprechverbot«. Jeder sollte nach den gemeinsamen Stunden mit seinen Gedanken bei sich bleiben. Zunächst fand ich das seltsam, eigentlich tauschte ich mich gern mit anderen aus. Aber am Abend des ersten Tages merkte ich, wie gut mir die Stille tat. Denn bereits nach diesen ersten Stunden und dann am Ende des gesamten Seminars – nach zweieinhalb Tagen intensiver Auseinandersetzung mit der Vergangenheit, nach Übungen und Praktiken wie Familienaufstellungen, Collagearbeiten, Berührungsübungen aus der tibetischen Medizin zur Herzöffnung, bei denen es um das Entdecken von Energiepunkten im Körper geht, und diversen Meditationen – war ich mir so nahe wie selten zuvor. Mir war es sprichwörtlich wie Schuppen von den Augen gefallen. Beziehungsweise, wenn ich ehrlich zu mir bin, war das, was ich ganz, ganz weit von mir weggeschoben hatte, durch das Seminar ein großes Stück näher an mich herangerückt: unliebsame Themen in Zusammenhang mit meinen Eltern. Erlebnisse, die ich seit Jahren, sogar seit Jahrzehnten mit mir und in mir trug und die auch mein Sein und Handeln bestimmten. Es war eigentlich ganz klar, warum ich immer versuchte, pedantisch alles richtig zu machen. Und warum ich versuchte, beruflich möglichst erfolgreich zu sein: Ich hoffte, dafür gelobt zu werden. Ich hechelte schlichtweg nach Anerkennung aus meinem Umfeld, denn sie hatte mir früher gefehlt. Ich hatte sie als Kind so sehr vermisst, gerade seitens meines Vaters. Nie kam von ihm ein lobendes Wort. Sei es beispielsweise für die von mir gebastelten Geldkassetten aus Holz. So liebevoll und detailverliebt klebte und schraubte ich sie zusammen, und dass sie mir Leute auf dem Flohmarkt abkauften – wow, das war für mich ein großartiges Gefühl der Bestätigung meines Könnens. Doch viel mehr hätte ich mir gewünscht, dass mein Vater einmal gesagt hätte: »Mensch, Junge, gut gemacht!«, oder: »Toll, wie geschickt du bist.« Fehlanzeige. Keinen einzigen solchen Satz brachte er über die Lippen.

Ein anderes Beispiel: Zwölf Jahre – von meinem sechsten bis achtzehnten Lebensjahr – spielte ich Fußball. Ich war bei uns im Ortsverein, dem ESV Augsburg. Zweimal die Woche radelte ich zum Training, am Wochenende kickten wir dann gegen andere Mannschaften. Zumeist spielte ich auf der Position des rechten Außenverteidigers, manchmal auch im rechten Mittelfeld. Ich fand Fußball klasse, ich war auch gut, doch wartete ich vergebens darauf, dass mein Vater einmal beim Training zuschaute oder gar bei einem Spiel am Spielfeldrand stand und mich stolz und enthusiastisch anfeuerte, so wie es andere Eltern taten. Nicht einmal nach einem Spiel fragte er mich etwas wie: »Wer hat gewonnen?«, oder: »Wie viele Torchancen hattet ihr?« Nur Schweigen. Auch bezüglich meiner Schulleistungen hielt er sich, getreu seinem Motto »Nix geschwätzt ist gelobt genug« zurück und sah meine wirklich ordentlichen Zeugnisnoten als selbstverständlich an. »Solange deine Noten gut sind, kannst du machen, was du willst.« Das war immer sein Spruch. Ich wusste nie, was gut genug war.

Ich weiß nicht, ob mein Vater es nicht konnte. Ob ihm einfach die richtigen Worte fehlten und er lieber schwieg, aus Angst, etwas Falsches zu sagen. Oder aber ob er ganz bewusst vermied, etwas zu sagen, um bloß keine Gefühle von sich zu zeigen, um keinen Blick auf sein Innerstes preiszugeben. Ich weiß jedoch, dass er oft anderen voller Stolz erzählte, wie toll er es finde, dass ich zum Beispiel studiere, bei der Bundeswehr meinen Weg gehe und erfolgreich bin. Mir gegenüber aber blieb er immer stumm.

Es ist schon paradox: Knapp 400 Euro (so viel kostete das zweitägige Seminar) hatten mir die Augen geöffnet, tiefsitzende Emotionen in mir wachgerüttelt – trotzdem schob ich das Erfahrene wieder lieber ganz schnell zurück in die dunkle Ecke und vermied es, mich tiefer mit diesen Themen zu beschäftigen. Diesen Mechanismus, etwas nicht nah an mich heranzulassen, hatte ich mir über die Jahrzehnte gut antrainiert und bestens verinnerlicht. Ich flüchtete daher wieder in meinen zehnstündigen Arbeits- und Alltagstrott. Ich versorgte als Business-Trainer weiter meine Kunden mit guten Ratschlägen und Vorträgen zu der Führung von Mitarbeitern, zu Vertrieb, Verhandlung und Einkauf – und funktionierte. Der Job dominierte in meinem Sein. Ich lebte, um zu arbeiten. Das wenige Private war fast mehr Pflichterfüllung.

Ich redete mir ein, eine weitere Auseinandersetzung mit meinem Inneren Kind würde ohnehin nichts bringen, und es gäbe existenziell Wichtigeres im Leben, als die Vergangenheit aufzuwühlen. Die Verdrängung siegte weiter über die Angst vor dem Annehmen und Akzeptieren der Probleme in meiner Kindheit.

Aber das Innere Kind verfolgt bei den Friedensverhandlungen eine sehr nachhaltige Strategie. Sein Ziel ist es, dass alte Verletzungen geheilt werden und es in Leichtigkeit mit maximaler Lebensfreude spielerisch sein Leben führen darf – auch als erwachsenes Inneres Kind. Um das zu erlangen, hat sich das Innere Kind einen langen Atem zugelegt, es kann warten. Bis der richtige Zeitpunkt gekommen ist.

Dazu muss ich erklären: Bestimmt hätte ich noch Jahre oder Jahrzehnte so weitergemacht, ich hätte meine nahezu perfekte Fassade gepflegt und alles Unangenehme verdrängt, wenn da nicht die Krebsdiagnose gewesen wäre. Die Konfrontation mit dem Tod schürte in mir die Bedenken, Dinge unerledigt und ungeklärt zurücklassen zu müssen. Ich spürte in mir ein großes Interesse für spirituelle Praktiken, um so vielleicht in andere Sphären vordringen und das Leben vielleicht ganzheitlich verstehen zu können, und erinnerte mich an die Worte meiner Exfrau Tina: »Irgendwie geht es immer weiter, das Universum kümmert sich schon um uns.«

Tina war der Spiritualität gegenüber schon immer aufgeschlossen. So war sie es auch, die mich ein Jahr vor der Diagnose zu einer Filmvorführung von Clemens Kuby mitnahm. Kuby hält bundesweit Vorträge zum Thema »Selbstheilung«

und setzt sich für diese ein. Auch in seinem Film »Unterwegs in die nächste Dimension« ging es um die Heilung durch eigene Kraft, und mir war dabei vor allem das »Seelenschreiben« im Gedächtnis geblieben.

Ich glaube beziehungsweise weiß es aus eigener Erfahrung, dass man im Angesicht einer potenziell tödlichen Erkrankung nach jedem vermeintlich rettenden Strohhalm greift. Zudem hatte mich Clemens Kuby mit seiner Art und seiner Lebensgeschichte – der tatsächlichen Selbstheilung einer diagnostizierten Querschnittslähmung – fasziniert, und so stellte auch ich mir irgendwann im Frühjahr 2011 vor dem Schlafengehen einmal die Frage: »Was ist in meinem Leben nicht in Ordnung?«, und legte mir ein Blatt Papier und einen Stift auf den Nachttisch.

Dies ist der erste Schritt beim »Seelenschreiben«. Die Frage nimmt man mit ins Bett, also mit in den Schlaf. Wacht man in der Nacht auf, fängt man sofort und ohne lange zu grübeln, an, seine Gedanken zu notieren. Da die Gehirnfrequenz in diesen Momenten des nächtlichen Aufwachens sehr niedrig ist, geschieht das Schreiben intuitiv. Man muss auch nicht direkt lesen können, was man schreibt. Selbst hatte ich nur eine ganz schwache Beleuchtung. Auch dauert das Ganze zumeist nur wenige Minuten. Sobald ich merkte, dass die Gedanken klarer und rationaler wurden, legte ich Stift und Zettel beiseite und schlief weiter. Am nächsten Morgen las ich die Sätze, die ich in der Nacht aufgeschrieben hatte: »Ich bin ganz allein. Mama, wo bist du? Kommst du wieder? Ich habe Angst, allein zu sein. Warum hast du mir so viel aufgeladen? Ich war doch noch so klein. Warum musste ich so viel Verantwortung tragen? Ich habe alles ausgleichen müssen.«

Es war seltsam, diese Sätze zu lesen. Ich war verblüfft über meine eigene Klarheit und Ehrlichkeit. Derartiges hätte ich wohl nie laut ausgesprochen. Gleichermaßen machten mich diese Sätze traurig, waren sie doch die Worte eines verängstigten und einsamen Kindes – meines Inneren Kindes.

Es war diese Stimme, die mir weitere Defizite aus der Vergangenheit vor Augen führte und sie als Verhandlungspunkt auf den Tisch packte: die fehlende körperliche Nähe zu meinen Eltern und die Sehnsucht nach deren Zuneigung, nach Zeichen der Zärtlichkeit und Liebe. Es war der Wunsch nach gemeinsamen Erlebnissen und Unternehmungen, nach Harmonie und dem Gefühl der Einigkeit.

Wenn ich mich an solche Dinge in frühen Jahren erinnern soll, so erinnere ich mich eigentlich an nichts. Da ist ein schwarzes Loch, völlige Leere, und es beschleicht mich ein Gefühl der Traurigkeit. Nicht weil es keine schönen Momente gab, sondern weil es zu wenige waren und ich heute oft das Gefühl habe, einen großen Teil meiner Kindheit verpasst zu haben.

Es gibt in meinem Kopf keine Bilder davon, wie mich meine Mutter oder mein Vater umarmt und ich mich ihnen nah fühle. Einzig ist mir eine Situation im Gedächtnis geblieben, wo ich wohl so drei oder vier Jahre war, zwischen meinen Eltern in deren Bettmitte liegen durfte und mein Vater aus einem Buch zur griechischen Mythologie vorlas. Mann, fand ich das schön! Ich fühlte mich total geborgen. Aber es spricht wohl für sich, dass, selbst wenn ich eine Viertelstunde, eine halbe Stunde nachdenke, mir kein ähnlicher Moment in den Sinn kommt. Auch gegenseitig haben sich meine Eltern nicht umarmt, zumindest nicht vor mir. Doch ich kann es mir auch nur schwerlich vorstellen, dass sie es taten, wenn sie allein waren.

Es gibt in meinem Kopf auch keine Bilder davon, wie ich mit meinem Vater am Strand sitze und Sandburgen baue oder wir einen Drachen steigen lassen; wir Kastanien sammeln oder irgendwelche Holzmesser schnitzen. Es gibt in meinem Kopf keine Bilder davon, wie ich mit meiner Mutter Plätzchen backe oder wir abends noch gemütlich auf dem Sofa sitzen und sie mir eine Geschichte vorliest. Es gibt in meinem Kopf keine Bilder davon, wie ich mit meinen Eltern am »Mensch ärgere dich«-Brett sitze und wir um die Wette nach Sechsen würfeln oder wie wir gemeinsam eine Radtour unternehmen. Wir sind nicht einmal richtig gemeinsam in den Urlaub gefahren. Zwei, drei Tage Bad Reichenhall und ebenfalls zwei, drei Tage Berchtesgaden waren das höchste der Gefühle. Dann fiel meinem Vater die Decke auf den Kopf, und er wollte nach Hause.

Im Nachhinein würde ich wirklich sagen, dass sich mein Vater am glücklichsten fühlte, wenn er mit seinen Kumpels aus dem Kegelverein und der Kartenspielrunde zusammen war. Er hat mich als Jugendlicher ab und zu mit zum Kegeln genommen, und ich erinnere mich noch, wie sympathisch ich diesen lockeren, entspannten, witzigen Mann fand, der mein Vater war.

Mein Vater flüchtete, suchte sich seine Nischen, in die er sich verkriechen und er selbst sein konnte – und ich tat es auch. Ich saß oft allein in meinem Zimmer, bastelte, hörte Kassetten oder las *Winnetou*. Ich freute mich, wenn ich wieder meinen Rucksack packen konnte, weil ein einwöchiges Zeltlager der Pfarrgemeinde anstand, und ich freute mich jeden Morgen auf meinen Schulweg, weil ich dort Rex begegnete, einem abgerichteten Schäferhund, eigentlich der Wachhund einer Rollladenfirma, der mich jedoch als Freund akzeptierte und dem ich furchtlos gegenübertrat, mit dem ich spielen und toben konnte.

Überhaupt habe ich Tiere bereits in der Kindheit als meine großen Verbündeten gesehen. Selbst hatte ich einen Hamster, auch mal einen Wellensittich, einen Nymphensittich und eine Schildkröte. Ich fühlte mich den Tieren nahe, gerade dem großen Rex, und wenn die Emotionen gegenüber meinen Eltern hinter Schloss und Riegel blieben, weder gefördert noch bekräftigt wurden, so konnte ich sie gegenüber den Tieren ausleben. Ich sprach mit ihnen, spielte mit ihnen, schmuste mit ihnen und war dabei glücklich.

Das Unpersönliche und Unnahbare gerade gegenüber meinen Eltern habe ich über die Jahre so verinnerlicht, dass ich gewisse Verhaltensmuster als derart normal angesehen habe, dass mir das Unnormale daran selbst gar nicht mehr auffiel. Aber ich weiß noch gut, dass mich meine Exfrau Tina nach einem Besuch bei meinen Eltern einmal völlig verdutzt fragte: »Sag mal, warum gibst du deinen Eltern eigentlich zur Begrüßung die Hand? Warum umarmst du sie nicht?« Ich war so baff, stotterte herum von wegen »Keine Ahnung, das war immer so«, und fragte mich dann aber auch: Warum gebe ich meinen Eltern die Hand, als wären sie irgendwelche Geschäftskunden? Als Antwort fiel mir selbst nur so etwas wie die Macht der Routine ein. Die Routine, sie stand mir jahrelang im Weg – im Denken und im Handeln, und wenn ich glaubte, in ihr Sicherheit und Beständigkeit zu finden, so stellte die Krebsdiagnose dies gehörig auf den Kopf.

Die notierten Sätze beim Seelenschreiben waren ein Aufruf meines sich in Aufruhr befindlichen Inneren Kindes. Es konnte und wollte gar nicht erst zur Ruhe kommen. Es verlangte nach Antworten und nach Klärung von Missständen. Ich konnte mein Inneres Kind nicht achtlos beiseiteschieben und so tun, als wäre alles in Ordnung. Das Innere Kind würde sich damit nicht mehr zufriedengeben, sondern mich immer wieder aufrütteln. Alle Traumata und alle Verletzungen lebten weiter in mir, waren zu Programmen ausgereift, die mein Handeln und Denken bestimmten.

Ich wusste daher: Der Weg zur möglichen Heilung funktioniert nur über die Heilung meines Inneren Kindes. Wenn ich nicht machtlos dem Krebs das Feld überlassen wollte, dann musste ich mich meinem Inneren Kind nähern, es kennenlernen und mich mit ihm auseinandersetzen. Denn ich brauchte höchstaktive Selbstheilungskräfte und nichts, was sich mir in den Weg stellte und mich blockierte. Genau das aber würde das Innere Kind tun, wenn ich es nicht mit einbezog. Es würde nicht zulassen, dass ich mit mir selbst in Einklang komme. Es würde den Heilungsprozess mit aller Macht torpedieren.

Mein Inneres Kind wollte endlich konkret verhandeln, es wollte Lösungen sehen und geheilt werden. Aber wie konnte ich ihm begegnen, mich mit ihm austauschen und weiter auseinandersetzen?

In meinem Wohnzimmerregal stand ein Buch der US-Amerikanerin Brandon Bays. Tina hatte es gekauft und mir bereits auch einmal davon erzählt. Ich weiß, dass ich daraufhin, viele Monate vor der Diagnose, einmal eher achtlos darin herumgeblättert hatte. Nun aber nahm ich das Buch erneut in die Hände und las, denn in Erinnerung war mir geblieben, dass Brandon Bays Anfang der neunziger Jahre an einem Gebärmuttertumor erkrankt war und sich selbst durch eine Reise nach innen geheilt hatte. Auch bei ihr hatte es seelische Verletzungen in der Kindheit gegeben, denen sie sich stellte, mit denen sie sich auseinandersetzte, die sie klärte und so die Wirkung ihrer Selbstheilungskräfte verstärkte.

Brandon Bays gilt als die Entwicklerin der Selbsthilfemethode »The Journey«. Dabei handelt es sich um eine geleitete Reise in sein Inneres mit dem Ziel, mögliche Verletzungen und Blockaden zu lösen. Während des Journey-Prozesses, also der Reise zu sich selbst, werden diese unverarbeiteten Situationen aufgedeckt, werden Gedanken und Gefühle ausgedrückt, damit man loslassen und mit der Situation und den daran beteiligten Personen Frieden schließen kann. Denn Brandon Bays geht davon aus, dass körperliche Auffälligkeiten und Symptome auch mit unverarbeiteten Ereignissen aus der individuellen Vergangenheit zusammenhängen können.

Ich denke, man darf solchen Methoden und Praktiken nicht unkritisch gegenüberstehen, sie gar als Allheilmittel sehen. Aber ich denke ebenso, dass es nicht schaden kann, sie mit wachem Bewusstsein auszuprobieren. Zumal im Falle von »The Journey« nicht einmal Kosten anfallen, sondern man diese ganz einfach für sich allein zu Hause ausprobieren kann. Ich bleibe bei meiner Meinung: Je mehr man über sich und seinen Körper weiß, desto mehr Chancen eröffnen sich einem mitunter und desto mehr kann man sich aktiv mit dem Krebs, generell mit einer Erkrankung und auch mit einer möglichen Heilung auseinandersetzen. Es ist wie bei allen Verhandlungen, je mehr man über alle Beteiligten weiß, desto besser stehen die Chancen auf Erfolg im Sinne einer nachhaltigen Win-win-Situation.

Daher machte ich mich im Sommer 2011 zu einer Reise in meinen Körper auf. Ich wollte Lucky, meinem Tumor, begegnen, und im Idealfall natürlich auch meinem Inneren Kind. Eine liebevolle Wegbegleiterin und Schamanin sollte, ausgestattet mit Brandon Bays Buch, die Reise führen und unterstützen.

Es war am frühen Nachmittag, draußen war es eisig kalt und nicht wirklich hell. Ich lag gemütlich mit einem Kopfkissen und meiner Lieblingsdecke auf dem Boden in meinem Zimmer. Neben mir saß mein Hund Sammy. Der Jack-Russel-Rüde ist mein treuester Freund und Begleiter. Er sollte mein Mentor für die Reise nach innen sein und mich begleiten. Ein Mentor bei einer Journey kann auch ein Mensch sein, ebenso ein Krafttier, also ein Wesen aus den Welten deiner Seele. Ich atmete mehrmals tief ein, schloss die Augen und ließ alle Geräusche an mir vorbeiziehen. Meine Begleiterin fing an, den Text für die Reise zu lesen. Der Beginn dient dazu, sich nach innen zu orientieren, verdeckte Gefühle behutsam einzuladen und sich seiner Körperweisheit anzuvertrauen.

Langsam tauchte ich ab in eine andere Welt. Es war ein Zustand zwischen Wachsein und Schlaf …

*Ich werde an eine Treppe mit zehn Stufen geführt. Stufe um Stufe sinke ich tiefer in meinen Körper. Mehr und mehr schaltet sich die Umwelt um mich herum ab. Auf der untersten Stufe angekommen, stehe ich vor einer Tür. Sie öffnet sich für mich, und ich stehe in einem hellen großen Raum. Plötzlich ist auch Sammy da, mein Mentor. Ich umarme ihn. Zusammen steigen wir in ein kleines magisches Gefährt. Es sieht aus wie ein Raumschiff. Noch habe ich die*

*Bremse angezogen. Vor mir ist ein großer grüner Knopf, der Startknopf. Wir sind bereit für eine Reise in meinen Körper. Es gibt einen Reisewunsch, aber ich überlasse die Steuerung der Intelligenz meines Körpers. Ich löse die Bremse und drücke den grünen Knopf. Verschiedene Bilder von Organen und Körperteilen laufen vor mir ab wie auf einer Leinwand. Es geht so schnell, dass ich sie gar nicht zuordnen kann. Nach wenigen Minuten hält das kleine Raumschiff an. Ich weiß noch nicht, wo ich gelandet bin. Mit einer Taschenlampe ausgerüstet verlassen ich und mein Mentor unser Gefährt.*

*Es sieht so aus, als ob wir bei einem Organ angehalten haben. Der Form nach könnte es eine Niere sein. Ich leuchte mit meiner Taschenlampe in die Dunkelheit. Direkt neben diesem Organ, quasi angedockt, herrscht ein hektisches Treiben. Viele kleine Helfer, gekleidet in leuchtenden Verkehrswesten, sind unterwegs. Hier muss ein großer Unfall passiert sein. Alles ist abgesperrt, nur Rettungsfahrzeuge dürfen an die Unfallstelle. Oberstes Ziel ist es, die Unfallstelle abzusichern und die Verletzten zu versorgen. In dieser Sekunde kann ich fühlen, dass es um eine Abgrenzung des Tumors von der Niere geht. Die Helfer sind damit beschäftigt, die Niere vom Tumor zu separieren. Es ist ein beeindruckendes Szenario. Ich versuche, ein Gefühl für die Situation zu bekommen. Was hat sich hier abgespielt?*

*Mich beschleicht ein Gefühl von Verlassensein. Es ist kalt, kein Mensch weit und breit, Angst und Einsamkeit mischen sich. An diesem Punkt lädt mich Siria, meine Begleiterin, ein, mich an ein Lagerfeuer zu setzen. Das Lagerfeuer ist ein ganz altes Symbol für uns Menschen und deshalb ein fester Bestandteil jeder Reise. Das Feuer steht*

symbolisch für Transformation. Zusätzlich ist der Platz an einem Lagerfeuer ein warmer, einladender Ort der Begegnung. Für mich bedeutet er noch dazu eine Quelle schöner Erlebnisse aus meiner Jugend.
Ich lasse die Gefahrenstelle hinter mir.
Ich sitze am Lagerfeuer und lade Menschen zu mir ein, die in sich das Gefühl wahrnehmen, verlassen worden zu sein. Am Lagerfeuer erscheint meine Mama. Zusätzlich erscheint neben mir und meinem Mentor auch noch der kleine Uwe. Er ist ungefähr fünf Jahre alt. Der kleine Uwe ist verängstigt, er weint, er versteht nicht, warum ihn seine Mama allein in der Badewanne zurückgelassen hat. Ich nehme den kleinen Uwe in den Arm und tröste ihn. »Hier ist alles gut«, sage ich zu ihm. »Du bist in Sicherheit, deine Angst darf gehen.« Und ich werde eins mit ihm.
Mein Mentor, Sammy, ermutigt mich respektive den kleinen Uwe, das auszusprechen, was uns bewegt. Ich sage: »Mama, warum hast du mich allein gelassen? Ich bin noch so klein, ich kann nicht allein in der Wohnung bleiben, ich habe Angst, schreckliche Angst.« Tränen mischen sich in meine Worte. Ich kann die schützenden Arme des großen Uwe spüren. Der Schmerz wird weniger. Der Mentor ermutigt meine Mama, auch etwas zu sagen. Meine Mama fühlt sich schuldig. Sie ist sehr traurig. Tränen laufen auch ihr über das Gesicht. Mit ganz leiser Stimme sagt sie, dass es ihr unglaublich leidtut. Ihr war nicht klar, wie schlecht es mir in dieser Situation ging. Sie war doch nur im Erdgeschoss in der Gastwirtschaft beim Telefonieren und hätte mir das auch gesagt. Siria, meine Journey-Begleiterin, fragt mich, was der kleine Uwe in dieser Situation alles gebraucht hätte. Alles, wonach ich mich damals sehnte und mir wünschte, darf jetzt

*gesagt werden. Ein Paket von bunten Luftballons erscheint vor mir. Jeder Luftballon beinhaltet Dinge, die ich damals gebraucht hätte. Liebe, Zuneigung, eine laute Stimme zum Rufen, jemand, der bei mir im Badezimmer ist, Wärme und Nähe. Jeden einzelnen dieser Luftballons nehme ich in mein Herz auf. Mit jedem Ballon geht es mir besser, mit jedem Ballon wird es wärmer, mit jedem Ballon kehrt die Lebensfreude in den kleinen Uwe zurück. Es ist ein Gefühl, wie zu Hause zu sein, es ist ein Gefühl, grenzenlos geliebt zu werden.*

*Am Ende, nachdem alle Missverständnisse ausgesprochen und geklärt sind, werden sie liebevoll dem Lagerfeuer übergeben, und ich bin mit meinem Mentor wieder allein. Wir betrachten jetzt noch einmal die Unfallstelle von vorher. Es sind viel weniger Rettungsfahrzeuge unterwegs. Es scheint, als ob sich die Situation langsam beruhigen würde. Es fühlt sich nicht mehr gefährlich an. Hier ist alles auf einem guten Weg. Mit diesem beruhigenden Gefühl steigen wir zurück in unser Raumschiff. Ich löse die Bremse, drücke den grünen Knopf, und los geht es. Wir fliegen zurück zum Ausgangspunkt. Wir landen vor der magischen Tür und steigen aus. Voller Freude und mit viel Mut für das weitere Leben stehe ich vor der Tür und verlasse diesen Raum. Langsam geht es die zehn Stufen zurück.*

*Auf der letzten Stufe bin ich wieder ganz wach, im Hier und Jetzt und merke, dass ich eine wunderbare Reise zu mir, zu meinem Tumor, zu meinem Inneren Kind und damit auch zu einem Stück Heilung gemacht habe.*

Diese Journey war ein erster kleiner Teil der Friedensverhandlungen mit meinem Inneren Kind. Ich habe mich dem verletzten und vernachlässigten Kind zudem auf andere Weise genähert und ihm so die Möglichkeit geboten, Verlorenes wiederzufinden und Versäumtes nachzuholen. Ich habe mir zum Beispiel eine Tischtennisplatte gekauft, auch spiele ich gern mit Freunden Monopoly, baue auch heute noch mit Legosteinen, arbeite in meinem Holzatelier, tobe mit meinen Hunden herum, lebe mein Fernweh aus und verreise, wohin ich will.

Es gibt in unserer Familie leider keine Gesprächskultur. Meine Eltern und ich haben nie gelernt, miteinander zu sprechen, besser gesagt, zu diskutieren und gemeinsam zu reflektieren. Die Unterhaltungen bleiben immer an der Oberfläche, beschränken sich auf Banalitäten wie das Wetter, den Job, die Nachbarn. Ich weiß nicht, ob meine Eltern wissen, was und wie ich als Kind gefühlt habe. Sie jetzt damit zu konfrontieren halte ich für zu vermessen. Ich werde weder meine Mutter noch meinen Vater im Wesen ändern können. Im Gegensatz zu mir, mich konnte ich ändern. Es ist auch nicht meine Aufgabe, meine Eltern zu ändern. Jeder darf sein, wie er ist. Das war mir lange nicht klar.

Doch so wusste ich, dass ich mich a) selbst um die Auseinandersetzung mit meinem Inneren Kind kümmern muss und dabei b) auf mich allein gestellt bin. Im Gegensatz übrigens zu meinem Gegenüber, dem Inneren Kind: Es ist ein enger Verbündeter der Seele. Sie haben dieselben Bedürfnisse – liebevoll angenommen zu werden – und dieselben Ziele – uns in besonderer Art und Weise auf unserem Lebensweg zu begleiten. Beide zusammen wollen in diesem Leben den Weg gemeinsam gehen. Unsere Seele kann nur über unseren Körper die Dinge erleben und alle Gefühle wahrnehmen. Das Innere Kind möchte alte Wunden heilen und auch im Erwachsenen ab und zu Kind sein dürfen. Das macht es nicht immer einfacher, zu einer Lösung zu gelangen.

Ein Friedensabkommen mit dem Inneren Kind jedoch halte ich für den wesentlichen Schlüssel auf dem Weg einer möglichen Heilung. Daher möchte ich Ihnen auch eine von mir entwickelte »Inneres Kind«-Inventur anbieten. Sie bietet Ihnen Klarheit über die besonderen Momente Ihrer Kindheit, sowohl die positiven als auch die negativen.

## »Inneres Kind«-Inventur

Organisieren Sie sich eine Auszeit von zwei bis drei Stunden, an einem stillen Ort mit einer schönen Atmosphäre. So kann dies im Wald an Ihren Lieblingsbaum gelehnt geschehen, ebenso im Ruheraum einer Sauna, in Ihrem Lieblingssessel oder, oder, oder ... Sie müssen sich nur wohl und ganz zu Hause, also bei sich, fühlen.

Bewaffnen Sie sich mit einem neuen Schreibheft und einem Bleistift. Mehr brauchen Sie nicht.

Setzen (bevorzugte Position) oder legen Sie sich bequem hin, gern eingehüllt in eine Decke. Schließen Sie die Augen, legen Sie beide Hände auf den Bauch und atmen Sie tief ein und aus. Nach zehn bis zwanzig Atemzügen spüren Sie die Entspannung. Ihr Gehirn wechselt in einen leichten, meditativen Zustand. Gedanken kommen, und Gedanken gehen. Alles darf da sein und hat seinen Platz.

In diesem Zustand nehmen Sie sich jetzt die Zeit der Schwangerschaft vor, die Zeit, als Sie bei Ihrer Mutter im Bauch waren. Dann die Ihrer Geburt, das erste Lebensjahr, das zweite Lebensjahr usw. Optimalerweise packen Sie jedes Lebensjahr an, auf jeden Fall die ersten zwanzig Jahre. Es kann sein, dass es dazu mehrere Sitzungen braucht. Das ist vollkommen in Ordnung.

Beispiel Schwangerschaft:
Sagen Sie zu sich: »Liebes Inneres Kind, während der Schwangerschaft, wie erging es dir zu dieser Zeit, wie hast du dich gefühlt, was war besonders schön, was hat dir überhaupt nicht gefallen, was hat dir gefehlt?« Mit geschlossenen Augen hören Sie in sich hinein. Aus der Stille kommen Bilder oder Worte oder Gefühle. Alles, was kommt, schreiben Sie auf, ohne Wertung und ohne Reihenfolge. Es war, wie es war.

Nehmen Sie sich für jeden Lebensabschnitt fünf bis zehn Minuten Zeit und vertrauen Sie Ihrem Körpergedächtnis. Am Ende jedes Zeitabschnitts bedanken Sie sich bei Ihrem Inneren Kind für die Unterstützung und die vielen Botschaften. Kurze Atempause, und weiter geht es zum nächsten Abschnitt.

Nach jedem Abschnitt sehen Sie das Geschriebene durch. Markieren Sie die positiven Erlebnissen Grün, die negativen Erlebnisse Rot. Sehen Sie sich alle grünen beziehungsweise alle roten Markierungen an und erstellen Sie ein Ranking, was Sie am stärksten emotional beschäftigt: Was fühlt sich traurig an? Was macht Sie ängstlich? Was hat Sie verletzt? Wo fühlen Sie sich allein gelassen? Wo spüren Sie Lebensfreude? Etc.

Sie erkennen jetzt wahrscheinlich Muster, die sich durch Ihr Leben ziehen. Sehnsüchte tauchen auf, ebenso Glücksgefühle und große Verbundenheit, zum Beispiel, wenn Sie sich an den Zuspruch Ihrer Eltern oder an das gemeinsame Spielen erinnern.

Sehen Sie sich Ihre Inventur an. Mit dem schwierigsten »roten« Erlebnis starten Sie. Finden Sie Ihre persönliche Methode oder Ihren »Sparringspartner«, der Sie unterstützt. So ein Partner könnte zum Beispiel Ihr Lebenspartner oder eine gute Freundin, ein guter Freund sein. Dadurch werden Sie sich selbst noch viel besser kennenlernen. Warum? Unsere Sichtweise auf uns ist einseitig und in der Regel sehr stark durch das Ego gefiltert, aufgehübscht oder übertüncht. Ein liebevoller Wegbegleiter kann vertiefende oder weiterführende Fragen stellen. Ihr Erkenntnisgewinn erhöht sich dadurch.

Die grün markierten Erlebnisse wiederholen Sie, wo immer es geht. Wenn Sie sich an schöne Momente beim Spielen mit Autos erinnern, gehen Sie los und kaufen Sie sich Spielzeugautos, oder wenn Sie immer schon ein Haustier aufnehmen wollten, fühlen Sie, welches zu Ihnen passt und Sie auf Ihrem Weg optimal begleiten kann. Nicht überlegen, einfach fühlen und machen.

---

Die Begegnungen mit dem Inneren Kind sind sicher nicht immer schön und leicht. Im Gegenteil: Sie wühlen Vergrabenes um, bringen es an die Oberfläche. Sie erfordern somit auch Mut und Kraft, denn es gilt, sich auch lange Verdrängtem zu stellen. Es gilt, Ängste und Schutzmauern zu überwinden und dem Inneren Kind einen Raum zu bieten. Die Konfrontation mit seinem Inneren Kind ist zumeist mit der schmerzhaften Erkenntnis verbunden, Erlebtes nicht rückgängig machen zu können. Vielmehr muss nach Wegen gesucht werden, dieses Erlebte zu verstehen, anzunehmen und in das Leben einzuordnen. Und dafür gibt es keinen Zeitrahmen. Manchmal ist das Innere Kind gleich mit einer Begegnung zufrieden, manchmal erfordert es mehrere Treffen, um in Ungeklärtes eine Ordnung zu bringen.

Aber all das mitunter Unangenehme und auf den ersten Blick kaum zu Realisierende lohnt sich. Denn wenn das Innere Kind seine Freiheit gefunden hat, macht es den Weg frei, um mit sich in Einklang zu kommen.

Im Rahmen der Friedensverhandlungen war die Begegnung mit meinem Inneren Kind für mich ein wesentlicher Schritt nach vorn. Sie hat mögliche Lösungsalternativen und Ergänzungen fernab von den vielen bekannten Heilmethoden bei Krebs aufgezeigt, meinen Blick geöffnet für die Bedürfnisse und Interessen meines Körpers, meiner Seele, meines Geistes, meines Herzens, meines Egos.

**Rüstzeug für die Verhandlungen:**
- Machen Sie sich auf den Weg zu Ihrem Inneren Kind. Es will sich mit Ihnen austauschen und geheilt werden. Nur mit einem geheilten Inneren Kind gibt es Frieden, Lebensfreude und Leichtigkeit.
- Fragen Sie das Innere Kind nach seinen Interessen und Bedürfnissen. Dies kann zum Beispiel in Form von Praktiken wie dem Seelenschreiben, Meditationen oder dem Journey-Prozess gelingen. Geben Sie Ihrem Verhandlungspartner den möglichen Raum und die Zeit, zu Wort zu kommen – und nehmen Sie ihn ernst!
- Akzeptieren Sie jeden Verhandlungsteilnehmer so, wie er ist. Werfen Sie Ihren Bewertungsfilter über Bord. Niemand will Ihnen absichtlich schaden.
- Denken Sie bei den Verhandlungen mit Ihrem Inneren Kind daran: Ihre Eltern haben es so gut gemacht, wie es ihnen möglich war. Sie haben Ihnen das Leben geschenkt. Seien Sie Ihnen dafür dankbar. Nur

im Frieden mit den Eltern steht Ihnen die ganze Energie zur Verfügung
- Zeigen Sie sich kompromissbereit und offen für den Austausch. Lernen Sie Ihr Inneres Kind besser kennen, zum Beispiel in Form von Familienaufstellungen, Rückführungen und Vergebungsritualen. Größter Blockierer ist dabei Ihr Ego.
- Erstellen Sie eine Liste mit Dingen, die Sie als Kind gern getan haben oder getan hätten. Mit Dingen, die Sie gern besaßen oder gern besessen hätten, die Sie geliebt haben. Nutzen Sie die Pausen während der intensiven Verhandlungen, um zu spielen, zu tanzen, zu hüpfen, zu singen und auch einmal grundlos zu lachen. Kaufen Sie sich die Dinge, nach denen Sie sich als Kind gesehnt haben, und leben Sie Ihre Wünsche aus. Seien Sie Kind!
- Denken Sie daran: Nur mit einem geheilten Inneren Kind werden auch zukünftige Verhandlungen zwischen Körper, Seele, Geist, Herz und Ego von nachhaltigem Erfolg getragen sein.
- Seien Sie daher nicht bockig. Erzwingen Sie keine Einigung, sondern versuchen Sie, die Verhandlungen Schritt für Schritt durchzuführen. Überfordern Sie weder Ihren Verhandlungspartner noch sich selbst damit, vorschnell zu einer Einigung zu gelangen. Nehmen Sie sich Zeit! Friedensprozesse brauchen ihre ganz eigene Zeit und ihren Raum. Üben Sie sich in Geduld und Demut.

# 11  Die Entwicklung

Die Verhandlungen fanden im Auto statt. Sie fanden im Bett statt. Sie fanden am Küchentisch oder angelehnt an einen großen, dicken Baum statt. Manchmal morgens, manchmal nachmittags, manchmal abends. Manchmal suchte ich ganz gezielt über die verschiedensten Übungen Kontakt zu meinen Verhandlungspartnern, manchmal suchte auch einer der Partner den Kontakt zu mir, etwa die Seele, indem sie mir positive Bilder und Erinnerungen schickte, oder das Herz, indem es in mir ein wunderbares, warmes Gefühl verströmte.

Es wuchs bei allen Beteiligten die Erkenntnis, dass niemand die Schuld trägt; dass niemand allein für das Auftauchen von Lucky verantwortlich gemacht werden konnte. Diese Erkenntnis öffnete den Raum für neue Wege, für alternative mögliche Lösungsansätze wie zum Beispiel eine thermische Bestrahlung oder eine Mistelkur. Aber auch über eine OP dachten die Verhandlungspartner nach, besonders der Geist. Wenn ich eine Zeitung durchblätterte, veranlasste er mich beispielsweise dazu, intensiver und bewusster als zuvor Artikel über mögliche Kliniken zu studieren und ihre jeweiligen Vor- und Nachteile gegeneinander abzuwägen. Das Herz und die Seele kümmerten sich vor allem um vertrauensbildende Maßnahmen. Alle Körperzellen, und damit meine ich wirklich alle, auch die der Krebstruppe, spürten, dass sie miteinander verbunden sind.

So kam ich stärker mit mir in Einklang. Ich war überrascht, wie nah ich bei mir sein konnte. Hätte ich mich ohne Lucky jemals so gespürt? Ich glaube nicht.

Manchmal lief es bei den Verhandlungen auch nicht so rund, hier und da wurde ein wenig gebockt. Oft war es der Körper, der phasenweise zur Trägheit neigte. Im Bett zu bleiben war oft einfacher für ihn, als sich in der Natur zu bewegen. Doch genau die Natur war es, die Ruhe des Waldes, die mir guttat und die mir auf meinem Weg half. An meiner Wohnsituation hatte ich nichts verändert, ich lebte weiterhin in dem Haus im Naturpark Siebengebirge und genoss die Umgebung. Beruflich war ich nach wie vor sehr erfolgreich, doch ich maß dem nicht mehr die Bedeutung bei wie noch einige Monate zuvor. Besser gesagt: Mein Ego war viel ruhiger geworden, plusterte sich gegenüber den anderen Partnern nicht mehr so auf. Es akzeptierte, dass ich deutlich weniger Jobs annahm und mir mehr Zeit in der Stille gönnte.

Neben dem inneren Austausch war der Dialog mit wenigen mir nahestehenden Menschen besonders wichtig. Diese Menschen zeichnete aus, dass sie Mitgefühl und nicht Mitleid hatten. Von meinen Eltern wusste daher nur mein Vater Bescheid. Meine Mutter hat, seit ich denken kann, panische Angst vor Krebs, dies vor allem bedingt durch einige traumatische Erlebnisse innerhalb der Verwandtschaft. So starb ihre Mutter an Krebs, genau wie ihre Schwester und auch ihre Großmutter. Meine Mutter hätte mir ihre Angst über den möglichen Verlust ihres Sohnes zusätzlich aufgeladen. Das wollte ich nicht. Aber ansonsten waren es tatsächlich allesamt nur Frauen, mit denen ich liebevoll und mit einer Portion Optimismus über meine Erkrankung sprach. Frauen sind eben doch einfühlsamer als Männer, können sehr gut zuhören und präsentieren nicht ständig eine fertige Lösung.

Die meisten meiner wenigen Wegbegleiterinnen waren als Therapeutinnen in verschiedenen Disziplinen, beispielsweise Körpertherapie, Energiearbeit, Schamanismus, Geistheilung oder auch Homöopathie, tätig. Ihnen verdanke ich sehr viel. Sie haben mir geholfen, meine verschlossene Emotionsebene zu knacken.

Meine Einstellung zum Leben hatte sich verändert. Ich konnte mehr die kleinen Dinge sehen und mich darüber freuen. Über ein Eichhörnchen zum Beispiel, das sich von Baum zu Baum durch den Garten schwang. Oder über ein Gespräch mit meiner lieben achtzigjährigen Nachbarin. Irgendwie wurden meine Sinne feiner, und mein Herz öffnete sich Stück für Stück.

Ich war zufrieden als Single, wusste ich doch, dass ich mich zwar auf einem guten Weg befand, aber doch noch nicht so nah am Ziel war, mich als der Mensch, der ich tatsächlich war, einem anderen zu stellen und zu öffnen. So freute ich mich über die Gesellschaft meiner beiden Hunde und arbeitete weiter intensiv an mir. Mit Erfolg. Die Seele freute sich, dass sie mehr und mehr gesehen wurde. Ganz ähnlich erging es dem Herzen. Die regelmäßige Kommunikation mit den anderen Partnern und damit einhergehende gegenseitige Ansprachen und Vereinbarungen schafften ein Klima des Vertrauens. Die Skepsis, dass einer übervorteilt werden könnte, wich schleichend.

Hier ein Beispiel eines Dialoges:

**Seele**: *So gern würde ich mehr Zeit in der Stille verbringen, zum Beispiel öfter einen Baum umarmen oder auf der Bank in der Sonne liegen und über alles nachdenken.*
**Herz**: *Das würde ich auch sehr gern. Ich fühle mich dort immer gut aufgehoben, verbunden und bestens versorgt. Ich kann in der Stille laut werden, mich besser mitteilen.*
**Geist**: *Das sind ja schöne Ideen, aber gibt es auch schon einen Umsetzungsplan?*
**Ego**: *Und denkt bitte alle daran, dass auch im nächsten Monat die Fixkosten anfallen. Miete, Telefon, Versicherungen. Das alles muss bezahlt werden.*
**Geist**: *Ich habe schon eine erste Idee, wie wir den Job umorganisieren können zugunsten von mehr Stille. Beispielsweise könnten wir die Fixkosten reduzieren, indem wir jemanden zur Untermiete ins Haus nehmen.*
**Seele**: *Das ist doch ein toller Vorschlag, den wir ausprobieren sollten. Und vertraut doch einfach dem Leben und eurem eigenen Weg. Der Weg ist bereitet. Es braucht jetzt nur etwas Geduld. Hört auf das Herz!*
**Herz**: *Das wäre schön. Schenkt mir Vertrauen. Mein Gefühl ist gut. Zusammen bekommen wir das hin.*

Meine Zufriedenheit und vor allem meinen Optimismus führte ich mir auch immer wieder buchstäblich vor Augen, in Form der »Dankbarkeits«-Übung. Diese Übung habe ich auch schon sehr oft mit Seminarteilnehmern durchgeführt. Sie ist so einfach und befreit doch emotional manchmal von einer tonnenschweren Last. Die Überlegung hinter der Übung lautet, dass man jenes, für das man sich bedankt, in den meisten Fällen schon erreicht hat oder besitzt. Dies ist viel besser, als sich immer nur Dinge zu wünschen. Denn sich etwas zu wünschen deutet auf ein Fehlen hin – ein negativer Zustand. Sich aber für etwas zu bedanken bedeutet in der Regel, dass es bereits angekommen ist – ein positiver Zustand. Indem ich dies zu verstehen und anzunehmen lernte, veränderte sich meine Sicht auf das Leben in vielen Bereichen. Man lebt viel bewusster im Jetzt, statt Dingen in der Zukunft hinterherzuhecheln.

Probieren Sie es einfach aus. Folgen Sie dem Gefühl der Dankbarkeit. Dazu braucht es nur etwas Übung. Und so geht es:

## »Dankbarkeits«-Übung

Nehmen Sie Ihr Logbuch zur Hand. Blättern Sie einmal einige Seiten zurück, überfliegen Sie das Notierte und freuen Sie sich über die vielen schönen Erkenntnisse, die Sie schriftlich festgehalten haben und die Ihr Logbuch damit für Sie bereithält.

Lassen Sie nun Ihren Gedanken freien Lauf und schreiben alles auf, wofür Sie dankbar sind. Der Tag, das Leben, Menschen um Sie herum, die Sonne, die Natur und, und, und.

Diese Übung kann sich über mehrere Tage hinziehen, weil Ihnen vielleicht nach fünfzehn Punkten nichts mehr einfällt. Bleiben Sie aber im Spiel und aufgeschlossen. Öffnen Sie Ihren Blick für das Schöne und für die vielen oft übersehenen positiven Kleinigkeiten im Alltag. Es kommt noch mehr, versprochen.

Am Ende haben Sie eine Liste mit etwa hundert Punkten, für die Sie dankbar sind. Lesen Sie diese Liste immer wieder. Sie kann Ihnen viel Kraft und Mut für den weiteren Weg geben.

---

Den inneren Weg zu sich selbst zu beschreiten, zu einem Ego im Normalmaß, dauert und kostet Kraft. Und so gab es trotz aller positiven Entwicklungen auch bei mir immer wieder tiefe Täler. Momente, in denen mich der Mut verließ. Eine Situation dieser Art gab es beispielsweise nach einer Ultraschalluntersuchung im April 2011, als der Arzt festgestellt hatte, dass der Tumor mittlerweile etwa 4,7 Zentimeter maß. Lucky war damit nicht wesentlich größer geworden, aber doch gewachsen. Ich fühlte mich von ihm betrogen. Ich hatte doch gerade mit den Gesprächen begonnen, war gewillt, etwas zu tun, doch Lucky honorierte dies, indem er einfach mal wieder ein paar Millimeter draufgepackt hatte. Da hatte ich keine Lust mehr auf Leben und Kämpfen, auf Gespräche mit meinen Verhandlungspartnern. Sterben war für mich eine Alternative, mit der ich mich anfreunden konnte. Meine Hunde aber nicht. Sie merkten genau, wenn es mir einmal nicht gut ging, und sie waren es, die mich dann zum Spielen animierten und mich so immer wieder kurz vor einer Depression und Resignation ausbremsten und zurück auf den richtigen Weg lenkten. Eine ähnliche Wirkung hatte es auf mich, wenn ich mir meine Lieblingslieder anhörte.

Die Verhandlungen waren somit ein sukzessives Herantasten an mich selbst und alle Beteiligten. Und Ende 2011 sah ich tatsächlich das erste Mal so etwas wie ein kleines, aufflackerndes Licht am Ende des Tunnels. Lucky war zwar mittlerweile um die 5 Zentimeter groß, das wusste ich seit einer weiteren Kontrolluntersuchung im Herbst 2011, doch es beunruhigte mich nicht mehr so wie früher. Ich hatte dazugelernt und weitere Erfahrungen gesammelt. Mir war in dieser Zeit wichtig geworden, dass ich mit und an dem Tumor arbeite und nicht dagegen. Deshalb nahm ich auch keine wie auch immer gearteten Medikamente dagegen, lediglich unterstützende, homöopathische Mittel zur Stärkung der Niere. Eine liebevolle, sehr lebenserfahrene Heilpraktikerin stand mir zudem regelmäßig mit Rat und Tat zur Seite.

Das Resultat: Ich war offener geworden. Nicht mehr so verschlossen, skeptisch und abweisend, wie noch vor den Verhandlungen. Ich war dankbarer für alles, und die bilateralen, ergebnisorientierten Gespräche deuteten darauf hin, dass es bald eine große Endrunde geben würde.

**Rüstzeug für die Verhandlungen:**
- Ziehen Sie eine Zwischenbilanz. Wo stehen Sie heute? Was hat sich in letzter Zeit geändert? Welche Menschen und Ereignisse unterstützen Sie positiv, und welche rauben Ihnen Energie? Treffen Sie Entscheidungen, wie beispielsweise »Ich sage Nein und nicht Ja, nur um jemandem zu gefallen« oder »Von diesen Menschen distanziere ich mich«, damit es Ihnen noch besser geht.
- Erstellen Sie eine Liste mit Ihren »faulen« Kompromissen und auch mit möglichen »faulen« Kompromissvorschlägen vonseiten Ihrer Verhandlungspartner. Dazu gehören Sätze des erschöpften, mutlosen Körpers wie: »Ich möchte einfach glücklich sein, auch

wenn es möglicherweise nur noch ein Jahr ist.« Oder des Egos, welches das Jetzt ignoriert und an eine sonnige Zukunft denkt: »Keine Eile, wird schon.« Warum gibt es keine sauberen Lösungen? Wo verstecken sich noch Ängste und Sorgen? Inzwischen sind Ihnen viele Methoden wie etwa die »Zellensprech«-Übung (Seite 90) oder der Journey-Prozess (Seite 164) bekannt, mit denen Sie eine Klärungsarbeit durchführen können.

- Erstellen Sie auch eine Liste mit den Dingen, die sich durch die Diagnose verbessert haben. Vielleicht sind Ihnen heute auch Kleinigkeiten wichtig, wie ein Meisenpärchen, das im Nistkasten in Ihrem Garten brütet. Vielleicht sind Ihnen einige Menschen besonders ans Herz gewachsen. Vielleicht haben Sie sich von Themen getrennt, haben alte Traumata und Verletzungen geheilt. Bedanken Sie sich dafür. Das gibt Kraft und macht Mut für mehr.

# 12 Die Entscheidung

Es war paradox: Mein Zustand war gefühlt immer gleich. Ich hatte keine Schmerzen, und das Leben ging mehr oder weniger seinen gewohnten Gang. Manchmal vergaß ich sogar, dass es Lucky überhaupt gab, dass ich seit zwei Jahren einen Krebstumor in meinem Körper hatte, der da irgendwo an meiner linken Niere andockte. Ganz ähnlich, wie mir andere die Diagnose nicht ansahen, sah ich sie mir selbst auch nicht an.

Es standen auch keine regelmäßigen Arztbesuche in meinem Kalender. Eigentlich sollte man alle vier Wochen zu einer Kontrolluntersuchung inklusive einer Blutuntersuchung, ich war nur alle paar Monate dort. Ich wollte mir keine Vorschriften machen lassen. Dafür sorgte vor allem auch mein Ego. Dieses haderte zwischendurch immer wieder mit der Tatsache, dass ich nun auch öfter – gerade nach erfolgreichen Verhandlungssitzungen – meinem Körper, meinem Geist, meinem Herzen und meiner Seele verstärkt Aufmerksamkeit schenkte, dies beispielsweise in Form von Meditationen.

Auch saß ich viel öfter als bereits zuvor über meinem Logbuch, welches längst zum Tagebuch geworden war, und notierte, was mich beschäftigte, was ich am Tag erlebt hatte, welche Menschen mir begegnet waren. Die Seele konnte über dieses Schreiben ihre Wünsche und Eindrucke äußern. Der Geist reiste regelmäßig durch den Körper und versorgte ihn mit positiven Bildern. In nahezu täglichen Sitzungen schickte ich Leichtigkeit zu Lucky, um die Zellen des Tumors zum Seitenwechsel zu bewegen, von den Bösen zu den Guten. Ich rief dafür einfach gedanklich eine Situation voller Lebensfreude ab, besonders häufig das Bild, wie ich mit meinen Hunden im Garten tobe.

Das Herz baute langsam seinen Schutzwall ab und ließ viel öfter als in den Jahren zuvor die ganze Bandbreite an Emotionen zu; von großer Freude bis tiefer Traurigkeit war alles dabei. Ich wollte meine Emotionen spüren und leben. Nur der Geist war noch durch diese Schwankungen verunsichert, aber er erkannte, dass er durch aktive positive Gedanken und Übungen wie die STOPP-Übung (Seite 23) die Ausschläge nach unten positiv unterstützen konnte.

So reagierten die einzelnen Signale der Verhandlungspartner aufeinander, griffen ineinander, es gab gegenseitige, regelmäßige Ansprachen. Lob und Wertschätzung für die gegenseitigen Leistungen befriedigten das omnipräsente Bedürfnis nach Anerkennung eines jeden Beteiligten; alle Partner fühlten sich viel besser. Auch bei Entscheidungen jedweder Art, zum Beispiel, als ich mir ein neues Wohnmobil anschaffte oder als ich den Auftrag eines energieraubenden Kunden absagte, durfte mal das Ego, mal der Geist, mal das Herz die Richtung vorgeben – es war ein ausgeglichenes

Wechselspiel, jeder kam zum Zug, keiner fühlte sich benachteiligt oder zurückgesetzt. Zudem kam es immer wieder zu kleinen Aussöhnungsszenarien. Der Geist entschuldigte sich beispielsweise beim Körper für die ständigen Vorwürfe, dass das Gewicht zu hoch sei und etwas passieren müsse. Andersherum bat der Körper den Geist um Verzeihung, dass er manchmal einfach müde war und nicht die Laufschuhe anziehen wollte.

Das Ego hatte diesbezüglich noch die meiste Arbeit vor sich. Es war der Partner, der über Jahrzehnte allen hatte erzählen wollen, wie alles richtig ist und wohin die Reise geht – unabhängig von den Bedürfnissen der anderen. Es fiel ihm immer noch schwer zurückzutreten, aber es begriff nach und nach, dass es allein auf verlorenem Posten stehen würde, wenn es sich nicht zurücknahm. Sein übergroßes Bedürfnis nach Wichtigkeit und Ansehen wurde daher etwas kleiner, angemessener, und immer häufiger war es bereit, auf die Zwischenmeldungen von Herz, Geist, Seele und Körper zu hören. Das war gut, denn je mehr Fortschritte alle Beteiligten für sich, aber auch in der Gemeinschaft erzielten, desto mehr wuchs das gegenseitige Vertrauen. Frühere Schuldzuweisungen wie: »Ego, immer geht es nur nach dir« (Herz), oder aber: »Mensch, immer muss ich die ganze Last tragen, seid doch nicht so unfair« (Körper), gehörten der Vergangenheit an.

Auch andere Gesprächsteilnehmer wie das Innere Kind hatten Zutrauen gefasst. Es spürte, dass es heilen und mit sich und mir ins Reine kommen konnte. Es wusste nun, dass es alles richtig gemacht hat und an nichts schuld ist. Dies wirkte sich auch positiv auf das Verhältnis zu meinen Eltern aus. Ich merkte, wenn ich an sie dachte, dass da kein oder zumindest fast kein Unbehagen mehr war. Vielmehr empfand ich, wenn wir uns trafen oder ich mit ihnen telefonierte, zunehmend Dankbarkeit für den Weg, den sie mir ermöglicht hatten, um mich frei entwickeln zu können, besonders beruflich.

Ich fühlte mich daher recht gut und fragte mich, was mir ein Arztbesuch überhaupt bringen sollte. Der Mediziner versuchte mich doch ohnehin nur für eine OP zu gewinnen, aber eine OP wollte ich nicht.

So zumindest war die letzte Begegnung zwischen uns im Herbst 2011 verlaufen. Beim damaligen Ultraschall hatte ich wieder einmal einen Blick auf Lucky werfen können. Der Tumor war zu diesem Zeitpunkt, wie bereits erwähnt, circa 5 Zentimeter groß. Dennoch wollte ich ihn nicht einfach operativ beseitigen. Das wäre zu einfach. Vielmehr wollte ich mich weiter gemeinsam mit meinem Körper, meiner Seele, meinem Geist, meinem Herzen und meinem Ego intensiv mit Lucky auseinandersetzen. Und dies war ganz im Sinne aller Beteiligten:

> **Geist:** *Ich kann mir vorstellen, dass, wenn wir alle an einem Strang ziehen, Lucky wieder nach Hause gehen wird.*
> **Körper:** *Das wäre sehr schön. Denn ich brauche so viel Energie, um den Tumor zu versorgen. Viele andere Bereiche sind unterversorgt. Ich nehme mir kaum noch Zeit für eine vernünftige tägliche Bewegung.*
> **Seele:** *Wenn der Tumor gegangen ist, dann wird es für uns alle leichter und freudiger. Vertraut auf die Kräfte aller Beteiligten, seid weiter offen füreinander.*
> **Herz:** *Ich versorge euch alle und freue mich auf viele gelebte und erlebte Emotionen. Die Seele und ich sind uns völlig*

*einig, dass es am Ende eine Lösung geben wird, mit der alle einverstanden sein werden, auch wenn diese für den Moment noch im Dunklen liegt.*
**Körper:** *Ich bleibe optimistisch, dass der Tumor geht. Das verschafft mir dann Erleichterung. Danke. Von mir fällt ein Stück Last ab.*

So war Lucky nach wie vor fest eingebunden in die Debatten, und immer wieder empfing er aus dem Herzen und vor allem aus dem Geist Signale und Fragen wie: »Wir sind auf dem Weg, dass wir alle – Herz, Seele, Körper, Geist und Ego – zusammengehören und nur so eine starke Einheit bilden. Was braucht es, dass du dich komplett verabschieden würdest?«

Lucky reagierte nicht immer auf eine Ansprache. Es gab aber auch Momente, in denen er über den Geist freundliche Bilder (wie etwa einen Tunnel mit Licht am Ende) sendete oder sich auch mal etwas weicher anfühlte – wie wenn er in Bewegung wäre. Ich glaubte, dass die Bewegung einen Rückzug bedeutete. Es tat gut zu spüren, dass Lucky offensichtlich kompromissbereit war. Und: Die regelmäßige Kommunikation mit ihm und die direkte Ansprache dabei verhinderten meiner Ansicht nach, dass er sich unkontrolliert im ganzen Organismus ausbreitete.

Allerdings: Mir war aufgefallen, dass ich schneller schlapp wurde, mir einfach nicht mehr so viel Energie zur Verfügung stand. Die Sparziergänge mit meinen Hunden Sammy und Lady fielen daher etwas kürzer aus, ich gönnte mir an Wochenenden öfter mal einen Mittagsschlaf und nahm auch nicht mehr jeden Kundenauftrag an, bei dem ich viel reisen musste. Doch diese Entwicklung konnte ich gut akzeptieren, und sie verlief überdies derart schleichend, dass ich ihr nicht die Beachtung schenkte, die sie provozierte …

Im April 2012 war ich nach langer Zeit erneut für eine Ultraschalluntersuchung bei meinem Arzt. Für mich lediglich ein Routinetermin. Ich glaubte, Lucky einigermaßen im Griff zu haben. Umso böser jedoch das Erwachen. Das Ultraschallbild zeigte Lucky mit einer Größe von circa 8 Zentimetern. Der Tumor hatte sich in zwei Jahren also verdoppelt. In den vergangenen Monaten, seit dem letzten Arztbesuch, war er um sage und schreibe drei Zentimeter gewachsen. Ich war entsetzt. Wie konnte das sein? Was hatte ich falsch gemacht? Was hatte ich übersehen? Was bedeutete diese enorme Wachstumsgeschwindigkeit? Warum hatte mich mein Gefühl so getäuscht? Die Fragen schossen wie Blitze durch mein Gehirn, ohne dass ich eine Antwort fand.

Der Arzt dagegen hatte eine Antwort parat: »Eine Operation ist der einzig richtige Weg. Mehr kann ich Ihnen nicht sagen und raten«, sagte er und blieb dabei ruhig und sachlich. Er hatte meinen Weg bis hierher akzeptiert, und so war ich mir sicher, dass er gewiss nur das Beste für mich wollte. Und unterm Strich waren die Fakten ja auch ziemlich klar, Luckys Wachstum war nicht zu bestreiten. Ich fasste daher völlig ad hoc im Gespräch mit dem Arzt einen Entschluss: »Wenn bis zur nächsten Untersuchung in vier Wochen, also in der zweiten Maiwoche, der Tumor nicht deutlich geschrumpft ist, dann wird es eine Operation geben.«

*Ego: SOS! Was muss ich da hören? Seid ihr verrückt geworden? Eine Operation ist gefährlich, und die Folgen sind nicht absehbar. Es muss eine andere Lösung geben. Ich füh-*

le mich hilflos wie lange nicht mehr. Warum macht hier jeder, was er will? Ich bin doch der Chef in diesem Laden! Ich habe ein bisschen Angst …

Danach Stille. Tatsächlich war das Ego plötzlich kleinlaut und ruhig. Zum ersten Mal hatte das Ego selbst zugegeben, dass es Angst hatte. Was für ein Fortschritt.

**Körper:** *… ein bisschen Angst? Liebes Ego, du hast doch die Hosen gestrichen voll. Dir fehlt jegliches Vertrauen in uns andere. Dabei haben wir doch gemeinsam bereits viele Erfolge erzielt und sehr viele Altlasten beseitigt. Ich habe auch Angst, aber ich finde den Vorschlag mit der vierwöchigen Frist einen vernünftigen Weg. Vielleicht naht jetzt ja die Stunde der Entscheidung. Das wäre gut. Ich leide extrem unter diesem Energieräuber, dem Tumor.*

Abwarten ist keine Taktik. Militärisch gesehen heißt abwarten, dass eine wirkliche Handlungsvariante fehlt. Im Alltag könnte man sagen, dieses Abwarten ist so, als wenn man mit gepackten Koffern am Flughafen sitzt, lediglich vage ein Reiseziel im Kopf hat und dabei auf einen möglichen Gratisflug wartet. Eine konkrete Lösung ist dies nicht.

**Geist:** *Nein, abwarten geht nicht. Lasst uns in die Offensive gehen. Wie sieht denn so eine Operation aus? Wie steht es um die Heilungschancen und die Risiken? Wo ist ein guter Ort für einen solchen Eingriff? Wer hat das beste Händchen dafür? Je mehr Klarheit und Fakten es gibt, desto kleiner wird die Angst des Egos. Ich selbst schließe mich der Mehrheit an und unterstütze alle intensiv.*

Vier spannende Wochen begannen, und die Zeichen verdichteten sich gewaltig. So war es in der Nacht des 7. Mai 2012. Das Ego war ausgeschaltet. Ich träumte vom Krieg. Kein Krieg aus meinem Leben. Es ging um den Zweiten Weltkrieg, auch dort um die Nacht des 7. Mai, allerdings im Jahr 1945 ...

*Die letzten Bomber fliegen ihre Einsätze. Zeitgleich leitet in dieser Nacht die Flugsicherung den kompletten Cargoverkehr von Köln über das Siebengebirge, direkt über mein Haus. Traum und Wirklichkeit mischen sich zu einer perfekten Inszenierung. Auf diese Nacht folgt der 8. Mai 1945. Der Tag der Kapitulation Deutschlands.*

Am Morgen des 8. Mai 2012 erwachte ich mit einem inneren Frieden, den ich so bisher nicht kannte. Was war das heute Nacht? Was bedeutete dieser Traum? Ich war innerlich so ruhig wie lange nicht mehr. Meine Hunde starteten das normale Morgenritual, sie wuselten um mich herum und wollten raus. Wie immer zog es uns in den Wald. Die Hunde fanden ihren Weg, während mich eine Stimme in meinem Kopf von meiner Umgebung ablenkte: »Ich bin verbunden mit allen Zellen, ich bin verbunden mit allen Zellen ...« Wie ein Mantra wiederholte die Stimme diesen Satz. Tränen über Tränen begleiteten meinen Heimweg. Es war gut, dass Sammy und Lady den Weg kannten. Selbst fühlte ich mich wie ferngesteuert.

Wieder zu Hause angekommen, ruhten wir uns auf der Hundematratze gemeinsam aus. Mit Lady im Arm fiel ich in einen leichten Schlaf ...

*Ein großes Stadion gefüllt mit Menschen. Alle tragen weißblaue Schals und freuen sich riesig. Verschiedene Musikbands und Tanzformationen laufen in das Stadion ein. Die Stimmung* ist sensationell. Ein kleiner Block von Zuschauern ist jedoch mit einem hohen Zaun abgegrenzt vom übrigen Geschehen. Die Menschen dort tragen Schwarz und sehen verbittert aus. Plötzlich tun sich die Weiß-Blauen zusammen und reißen das Trenngitter heraus. Jeweils fünf bis acht der Weiß-Blauen schnappen sich einen Schwarzgekleideten und umarmen ihn, heitern ihn auf und laden ihn zum Feiern ein. In ganz kurzer Zeit hat sich das Bild gewandelt. Es ist kein Schwarzgekleideter mehr zu sehen. Alle tragen sie Weiß-Blau ...

Die Türklingel und das Anschlagen der Hunde rissen mich aus diesem Geschehen. Benommen eilte ich zum Gartentor. Ein Fahrer von einem Paketdienst überreichte mir ein Paket. Komisch, ich hatte nichts bestellt. Ich schaute auf den Absender und erkannte die Anschrift eines ehemaligen Kunden von mir. Mit einer leichten Vorfreude packte ich das Paket aus und fand eine Geburtstagskarte mit den besten Grüßen für das neue Lebensjahr und eine Flasche Champagner in einer schönen Holzkiste. Was hatte dies zu bedeuten? Mein Geburtstag ist im Oktober, und der ehemalige Kunde wusste doch eigentlich, dass ich keinen Alkohol trinke. Ich konnte mich nur wundern.

Es verging etwa eine Stunde, dann plötzlich verdichteten sich alle Ereignisse der vergangenen Tage, Wochen und Monate im Bruchteil einer Sekunde. Klar war: Es musste eine Entscheidung getroffen werden. Es musste eine Krisensitzung geben. Den Vorsitz übernahm dabei einvernehmlich mein Geist.

*Geist:* Ich bin froh, dass alle meinem Aufruf für eine kurzfristige Sitzung folgen konnten. Es haben sich in den letzten Tagen, vor allem in den letzten Stunden Ereignisse zugetragen, die es in dieser Dichte, seitdem wir Lucky in unserer Mitte haben, noch nie gab. Unser aller Ziel an diesem Tag sollte es sein, dass wir eine einstimmige Entscheidung für oder gegen eine mögliche Operation treffen. Ich rufe jetzt in alphabetischer Reihenfolge alle Partner auf, ihre Sichtweisen darzulegen. Zudem möchte ich an dieser Stelle noch einen Gast begrüßen. Der Körper hat die linke Niere mitgebracht. Sie hat wohl eine wichtige Botschaft zu verkünden.

**Ego:** Was soll ich sagen? Meine Angst zu sterben ist etwas kleiner als die Hoffnung, dass mit einer OP alles gut ausgeht. Ich weiß heute, dass ich allein nichts bewegen kann. Ich brauche euch alle. Die vergangenen zwei Jahre habe ich so viele Facetten von jedem Einzelnen kennenlernen dürfen. Dafür bin ich dankbar. Ich will nicht weiter im Weg stehen, sondern gehe den Weg mit, für den ihr euch entscheidet.

**Geist:** Gegen eine Operation spricht aus meiner Sicht eine Palette von medizinischen Risiken wie zum Beispiel die Narkose oder ein sogenannter Kunstfehler. Zudem gibt es ein Restrisiko, dass der Tumor nicht ganz entfernt wird oder dass er bereits gestreut hat. Vermutlich gibt es noch weitere Unwägbarkeiten. Da es aber jetzt eilt, verschwende ich keine Zeit mit einer Recherche. Für eine Operation spricht die Tatsache, dass sich der Tumor stark vergrößert hat. Die Gefahr des weiteren Wachstums und damit die Schädigung weiterer Organe halte ich für sehr groß. Für mich überwiegen daher eindeutig die Vorteile einer Operation. Zur Art des Eingriffs schlage ich vor, dass die Niere mit dem Tumor komplett entnommen wird.

**Herz:** Mein Gefühl geht in dieselbe Richtung wie die des Geistes. Zum Thema einer möglichen Operation sage ich:

*Meinen Segen habt ihr. Ich bin auch leistungsfähig genug für eine Vollnarkose. Das wird gut gehen. Ich kann mich vertrauensvoll auf diesen Schritt einlassen. Allerdings möchte ich noch eine Nachricht des Inneren Kindes weitergeben. Auch dieses würde sich auf eine OP einlassen, mahnt aber an, dass die bisherige Arbeit nicht eingestellt werden darf. Es gibt noch Verletzungen, die angeschaut und bearbeitet beziehungsweise transformiert werden wollen.*

**Körper:** *Ich bin freudig überrascht, dass jetzt eventuell alles sehr schnell gehen kann. Wie erwähnt, schwinden allmählich meine Energiereserven. Langsam beeinträchtigt Luckys Wachstum auch den zentralen Blutzufluss zum Nierenkreislauf. Ich kann nicht sagen, wie lange es noch gut geht. Fest steht aber: Meine Nieren sind gut in Schuss. Seit Jahren trinke ich viel Wasser. Falls meine linke Niere vollständig entfernt werden sollte, wird meine rechte Niere auf jeden Fall deren Aufgaben mit übernehmen. Daher gebe ich für eine OP grünes Licht. Voraussetzung ist aber, dass das Herz Vertrauen zum operierenden Arzt hat.*

Und auch Lucky schaltete sich direkt in das Gespräch ein und übermittelte den Beteiligten seine Sichtweise.

**Lucky:** *Ich erkenne, dass Uwe langsam eins mit sich wird. Ich bin bereit, mein Leben zu geben für das Weiterleben aller anderen Beteiligten. Ich verbinde damit die Hoffnung, dass ihr alle zusammen den eingeschlagenen Weg gehen werdet. Und noch ein Wort zu einer Phase nach der Diagnose: Uwe wäre mit euch zusammen nach einer sehr frühen Operation SOFORT wieder in den alten Lebensmodus gefallen. Darum hadert nicht mit der Frage, ob ihr euch schon früher* *für eine OP hättet entscheiden sollen. Es ist gut, wie es ist. Die Auseinandersetzung untereinander war wichtig. Lebenswichtig.*

**Niere:** *Ich möchte mich zunächst einmal bei allen Beteiligten bedanken für die gemeinsame, intensive Zeit. Seit der Diagnose gehen Lucky und ich gemeinsam durch dick und dünn. Deshalb ist es für mich an der Zeit, mich zu verabschieden. Ich gebe mein Dasein als linke Niere auf, damit ihr anderen in Frieden weiterleben könnt. Mich macht dies sehr glücklich.*

**Seele:** *Es ist eine schöne Situation. Ich bin sehr gerührt von jedem Statement. Ich wusste immer, dass es diesen Zeitpunkt geben wird. Eine Operation mit den entsprechenden Rahmenbedingungen wie eine optimale Vorbereitung des Geistes und des Herzens, der Auswahl des liebevollsten Arztes mit höchster Kompetenz und dem ausdrücklichen Dank an den Körper wird zum Gelingen dieser Aktion beitragen. Ich bin voller Zuversicht und würde mich freuen, wenn sich alle Beteiligten für eine Operation entscheiden würden.*

**Geist:** *Ich bedanke mich bei allen Beteiligten für die überwiegend positive Resonanz. Im Großen und Ganzen sieht es für mich nach einer Operation aus. Mein Vorschlag lautet, dass wir uns innerhalb der nächsten 72 Stunden um einen Arzt unseres Vertrauens bemühen, die Operationsmethode in Erfahrung bringen, das Krankenhaus auswählen und dem Ego emotionale Unterstützung leisten für den Fall, dass trotz all unserer Anstrengungen Uwes Ableben nicht verhindert werden kann. Und: dass wir uns spätestens in genau drei Tagen wieder zusammensetzen.*

So klar fühlte ich mich selten, vor allem nicht seit der Diagnose. Meine Angst war inzwischen deutlich geringer. Ich wollte die folgenden 72 Stunden ganz bewusst angehen. Als Erstes schickte ich einem guten Freund – einem Arzt bei der Bundeswehr, der zahlreiche Spezialisten kannte – eine SMS. Innerhalb von dreißig Minuten bekam ich eine Antwort: »Rufe dich gleich an ...« Unser Telefonat war kurz und sehr zielgerichtet. Ich merkte ihm seine Erleichterung darüber an, dass ich nun doch eine Operation in Erwägung zog. Er empfahl mir das Bundeswehrkrankenhaus in Koblenz, aufgrund der dort hervorragenden urologischen Abteilung und einem hervorragenden Chefarzt.

Ich bekam für knapp zwei Wochen später einen Vorstellungstermin in Koblenz, bei Prof. Dr. Schmelz, und spürte noch im Moment, als ich in der Klinik anrief, Vertrauen in das mögliche Projekt.

Am Abend rief ich einen anderen lieben Freund an. Es fiel mir schwer, denn ich bat ihn, dass er innerhalb der nächsten zwei Wochen zu mir kommt und wir gemeinsam Plan B besprechen. Plan A wäre die Operation, die geglückte Operation. Plan B wäre mein Ableben. Wir vereinbarten einen Termin für Ende Mai.

In weniger als 24 Stunden hatte ich damit bereits die wichtigsten Weichen gestellt. Die nächste Verhandlungsrunde konnte beginnen, alle Teilnehmer waren anwesend. Es herrschte eine freudig angespannte Stimmung. Der Geist übernahm erneut die Gesprächsführung.

**Geist:** *Vielen Dank, dass sich alle wieder eingefunden haben. Ich will die Dinge schnell auf den Punkt bringen. Alle offenen Fragen unserer letzten Zusammenkunft sind* terminiert und werden innerhalb des Monats Mai abgearbeitet. Ich bin zuversichtlich, dass wir am heutigen Tag eine für alle Beteiligten positive Entscheidung treffen können. Jeder von euch hat eine grüne und eine rote Karte, die ich euch bitte zu ziehen bei den folgenden Abstimmungspunkten.

**Abstimmungspunkt 1:**
**Geist:** *Es wird ein Vorgespräch mit Prof. Dr. Schmelz im Bundeswehrkrankenhaus in Koblenz geben. Wir äußern dort den Wunsch, dass die ganze Niere mit dem Tumor entnommen wird. Ich bitte um die Karten ...*
Alle ziehen die grüne Karte. Eine einstimmige Entscheidung.

**Abstimmungspunkt 2:**
**Geist:** *Wenn Uwe bei diesem Termin ein herzliches, vertrautes Gefühl mit dem Arzt verbindet und sich keine weiteren Risiken abzeichnen, vereinbaren wir einen nächstmöglichen Termin für einen operativen Eingriff. Ich bitte um die Karten ...*
Das Ego zögert noch kurz, erinnert sich aber an sein Versprechen, dass es der gemeinsamen Sache nicht im Weg stehen möchte. Es hebt daher ebenfalls die grüne Karte. Damit ist es eine einstimmige Entscheidung pro Operation.

**Abstimmungspunkt 3:**
**Geist:** *Es geht unserem Inneren Kind darum, dass der Klärungsprozess weitergeht. Ich habe dazu eine Absichtserklärung vorbereitet, in der jeder bestätigt, dass er seinen Teil für die weitere Klärungsarbeit leisten wird, auch nach der OP.*

Alle ziehen die grüne Karte. Eine einstimmige Entscheidung. Alle unterschreiben das Papier und überreichen es dem Inneren Kind.

In der dritten Maiwoche fuhr ich nach Koblenz, ins Bundeswehrkrankenhaus, und lernte dort bei dem Termin Prof. Dr. Schmelz kennen, ein bayerischer Landsmann, der mir gleich sehr sympathisch war. Voller Herzenswärme und sehr klar erklärte er mir, was aus seiner Sicht zu tun sei. Als OP-Termin schlug er den 20. Juni vor. Ich war einverstanden und fuhr erleichtert nach Hause.

Danach ging alles sehr schnell. Berufliche Termine sagte ich bis auf Weiteres ab. Ich wollte mich ganz auf mich konzentrieren. Mit dem lieben Freund setzte ich mich für die Ausarbeitung von Plan B zusammen, verfasste mein Testament, gab ihm alle Bankdaten für notwendige Transaktionen und klärte, dass meine Hunde, sollte ich sterben, zu meiner Exfrau kommen sollten.

Es war seltsam, diese Gedanken in mein Herz zu lassen. Das Gefühl vom Ende des Lebens lässt sich schwer beschreiben. Ich war froh, bereits ähnliche Erfahrungen beim Militär als Chef einer Kriseneinheit gemacht zu haben. Dort gehörte die Beschäftigung mit einer möglichen Verwundung oder sogar dem Tod zum Alltag.

Natürlich aber checkte ich wie bei allen wichtigen Entscheidungen auch in diesem Fall den Mondkalender. Ich bin davon überzeugt, dass der Mond Einfluss auf uns hat. Der 20. Juni wäre im Mondkalender kein guter Tag für einen medizinischen Eingriff gewesen. Der 21. Juni dagegen war optimal. Körperliche Eingriffe sollten laut Kalender unter einem guten Energieeinfluss stehen. Aber Mist, der OP-Termin konnte wohl nicht mehr verschoben werden, trotzdem formulierte ich gedanklich diesen Wunsch und schickte ihn gen Universum. Drei Tage später bekam ich einen Anruf aus der Klinik. Sie fragten an, ob wir die Operation auf den 21. Juni verlegen könnten. Für den 20. sei etwas Wichtiges dazwischengekommen. Ich willigte natürlich sofort ein – und war überglücklich.

Eine wichtige Aufgabe in den Tagen danach war es für mich, den Abschiedsbrief an meine linke Niere und an Lucky zu schreiben. Ich bedankte mich bei beiden für alles, was ich lernen durfte, und verbrannte den Brief am Abend in der Feuerschale auf meiner Terrasse.

Und dann war der 20. Juni gekommen. Morgens ab 8 Uhr packte ich die notwendigen Dinge zusammen und verabschiedete mich von meinen Hunden. Eine Nachbarin nahm sich ihrer in den nächsten sieben bis zehn Tagen, die ich in der Klinik bleiben sollte, bei mir zu Hause an. Tränen des Abschieds begleiteten meine Fahrt nach Koblenz. Dort wurde mir ein Bett in einem Doppelzimmer der urologischen Abteilung zugewiesen. Mir wurde noch einmal Blut abgenommen, und man erklärte mir den Tagesablauf auf der Station, danach sollte und wollte ich mich ausruhen. Mein Körper brauchte alle Kraft.

Am Abend kam noch einmal der Chefarzt vorbei und fragte, ob es noch offene Punkte gebe, ob ich noch etwas wissen wolle. Ich übergab ihm einen kleinen Elefanten aus Porzellan. Mein Krafttier sollte auf jeden Fall im OP-Saal mit dabei sein. Zudem wünschte ich mir eine friedliche, leise Kommunikation zwischen den Ärzten, gern auch mit Musik. Der Doc schmunzelte. Für friedliche Kommunikation seien sie bekannt, sagte er. Danach tauchte ich mit einem Schlafmittel ab in die Nacht.

Am nächsten Morgen, gleich um etwa 8.15 Uhr, wurde ich als Erster in den OP-Saal gefahren. Ich spürte Erleichterung, dass es nun so weit war ...

Sieben Stunden später erwachte ich auf der Intensivstation. Durch die verabreichten Schmerzmittel war ich entspannt. Ich hatte großen Hunger, fiel über zwei Scheiben Schwarzbrot mit Käse und den leckeren Schokopudding her und tauschte mit meinem Bettnachbarn noch eine Scheibe Brot gegen einen weiteren Schokopudding. Ich brauchte schnell Zucker. Mein Körper hatte eine Höchstleistung vollbracht.

Der diensthabende Arzt auf der Intensivstation sagte, dass bei der OP alles glatt gelaufen sei. Fast konnte ich es nicht glauben. Eine zusätzliche Sauerstoffversorgung und die große Freude, dass der Tumor jetzt raus war, ließen mich die Nacht auf der Intensivstation wach liegen. Ich freute mich und freute mich und freute mich. An Schlaf war nicht zu denken. In den frühen Morgenstunden fielen mir schließlich doch die Augen zu.

Wach wurde ich mit einem Blick aus dem Fenster. Mit einem strahlenden Sonnenaufgang blinzelte mir das neue Leben zu. Annette saß an meinem Bett.

Annette – ich hatte sie circa zwei Wochen vor der Operation über eine seriöse Partnervermittlung im Internet kennengelernt. Dort hatte ich mich Ende April angemeldet, weil ich mich auf den Weg zu einer dauerhaften Herzensbeziehung machen wollte. Nur ein einziges Mal hatten Annette und ich uns vor dem Krankenhausaufenthalt gesehen, am Sonntag vor der OP für sechs Stunden. Annette mit ihrem gewinnenden Lächeln war voller Herzenswärme, und wir beide waren, was die Themen Natur, Stille und den Mut zum Leben betraf, auf einer Wellenlänge. Sie leitete eine Kita in Münster. Es gab eine Resonanz, ohne zu wissen, wie sich alles entwickeln würde. Nun hielt sie meine Hand. Ein außergewöhnlicher Ort für den Beginn einer möglichen Beziehung.

Nach einer Woche konnte ich die Heimreise antreten. Die Freude des Körpers war noch etwas verhalten, weil die Narbe erst verheilen musste. Auch das Ego war etwas unruhig, da noch eine Knochen-*Szintigrafie* ausstand. Es sollte sichergestellt werden, dass keine Metastasen im Körper vorhanden waren. Und um dies vorwegzunehmen: Es wurden keine Metastasen entdeckt. Vielleicht wussten Seele, Geist und Herz dies schon, denn sie freuten sich bereits auf einen neuen Lebensabschnitt und überzeugten mit ihrer guten Laune auch Körper und Ego.

**Rüstzeug für das nahende Ende der Verhandlungen:**
- Bestimmen Sie einen der Partner als Verhandlungsführer oder Moderator. Einer muss die Fäden in der Hand behalten, um ein strukturiertes Vorgehen sicherzustellen. Klar sollte sein, dass das Ego für diesen Part ungeeignet ist.
- Jeder Partner ist bei den Verhandlungen gleichberechtigt. Nehmen Sie jeden Einwand ernst und finden Sie dafür eine Lösung. Denken Sie immer daran, dass jeder ein Gewinner sein darf und will.
- Denken Sie im Sinne des Harvard-Konzepts immer daran, dass Sie einen Plan und eine Alternative

brauchen. Ohne Alternative setzen Sie sich selbst unter Druck und können schnell handlungsunfähig werden, wenn es nicht genau so läuft, wie Sie es sich vorgestellt hatten. Eine weitere Option kann bei einer Erkrankung eine alternative Heilmethode oder eine klassische Methode sein, je nachdem, auf welchem Weg Sie sich befinden.

# Teil III:
# Die Nachbereitung

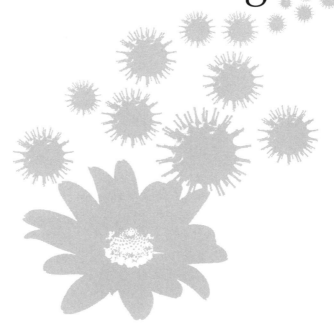

## 13 Im Frieden

(Fast) geschafft! Ich erhole mich gut von der OP und spürte, dass meine Verhandlungspartner dankbar für den Eingriff waren und dem Leben im Jetzt eine besondere Bedeutung beimaßen. Das Ego bettelte nicht mehr um berufliche Herausforderungen, sondern konnte die Ruhe genießen. Herz und Seele waren im Einklang, gerade auch mit dem Inneren Kind, und konnten diese Harmonie genießen. Der Körper fühlte sich von einer Last, von Lucky, befreit und konnte diesen Zustand, wieder nahe dem Normalen, genießen.

Trotzdem: Dieser innere Frieden war noch ein kleines Pflänzchen, auf das alle aufpassen mussten, und darüber waren sich auch alle Beteiligten bewusst. So fanden wir uns denn auch vier Wochen nach der Operation alle erneut zusammen. Jedoch waren dabei keine Verhandlungen mehr geplant, sondern vielmehr handelte es sich um konstruktive Gespräche, wie wir jetzt in vollen Zügen das Leben genießen wollten, außerdem sollten noch mögliche offene Punkte geklärt werden, wie: »War das jetzt alles? Haben wir es geschafft?«, und: »Wie geht es weiter? Worauf müssen wir als Team achtgeben?«

Es sollte für alle eine nachhaltige Transformation sein, die Verhandlungen und der operative Eingriff sollten erst den Anfang auf dem Weg zu einem Ich im vollkommenen Einklang mit sich darstellen. Keiner sollte noch Groll oder Verärgerung gegenüber einem der anderen Verhandlungspartner spüren. Ein jeder sollte im Reinen mit sich und den andern sein und ihnen mögliche frühere Missstände vergeben.

Selbst wusste ich nur zu gut aus vielen Meditationen, Übungen und Reisen in mein Inneres, dass Vergeben eine enorme Kraft freisetzen kann. Erst wenn alles gesagt ist und der wahre Frieden einkehren darf, verändern sich innere Bilder und einstmals festgefahrene Meinungen und Ansichten zum Positiven. Am deutlichsten war mir dies nach meiner Reise und meiner Auseinandersetzung mit meinem Inneren Kind geworden. Diese Begegnung hatte sehr viele alte Verletzungen aus meiner Kindheit geheilt und meinem Leben eine vorher nie gekannte Leichtigkeit geschenkt.

Vergebung öffnet neue Wege und war gewiss bei mir der emotionale Katalysator zur Heilung. Die Vergebung geschieht in engem Zusammenwirken mit dem Herzen und nicht aus dem Geist heraus. Für mich und meine Partner sollte die Vergebung der Abschluss der Verhandlungen darstellen und der Beginn zu etwas Neuem sein. Darum, und um so dem bereits erreichten Frieden ein stärkeres Fundament zu bieten, galt es, dass sich alle, inklusive des Inneren Kindes, ihrer Rolle bei der Vergebung bewusst waren.

**Der Körper:** Der Körper ist zusammen mit dem Inneren Kind ein Partner, der besonders von der Vergebung profitiert. In ihm passiert ein Vorgang, der einer Haussanierung gleichkommt. Mit jeder noch so kleinen Vergebung wird ein Teil des Hauses saniert. Wir vergeben uns zum Beispiel selbst für unsere 10 Kilo Übergewicht oder die Geheimratsecken gepaart mit grauen Haaren, und schon ist die Fassade neu renoviert. Zumeist nutze ich übrigens für das Vergeben, sei es gegenüber dem Körper, aber auch gegenüber dem Inneren Kind, dem Herzen etc. das hawaiianische Ritual »Hooponopono«. Der Kern dieses Rituals besteht aus vier einfachen Sätzen:

1. Es tut mir leid.
2. Ich verzeihe mir, und ich verzeihe dir.
3. Ich liebe dich, und ich liebe mich.
4. Danke.

Ein Beispiel:
*Lieber Körper, wir beide haben zusammen schon einen langen Weg hinter uns. Aus der Mitte meines Herzens wende ich mich an dich. Ich verzeihe mir für alles, was ich mir selbst angetan habe, von Überlastung bis zu schlechter Ernährung und zu wenig Bewegung. Ich verzeihe dir, lieber Körper, für alle Schmerzen und Einschränkungen, die ich mit dir erlebt habe. Heute fühle ich dich mehr denn je und schicke dir viel Licht in jede Zelle. Ich liebe dich, und ich liebe mich. Ich lebe in meiner Mitte und fühle Emotionen in ihrer ganzen Bandbreite. Dich, lieber Körper, achte ich mehr und bin mit dir in regelmäßigem Kontakt. Danke von Herzen dafür, dass ich in dir wohnen darf. Danke für die Transformation, danke für den Wandel und vielen lieben Dank für das Wunder in mir und das Wunder des Lebens.*

**Die Seele:** Für die Seele ist der Vergebungsprozess aus dem Herzen wie ein sehr zufriedenes Kundenfeedback nach einer Urlaubsreise auf einem entsprechenden Portal. 5 Sterne für »zu Hause fühlen« und weitere 5 Sterne für »Seelenfrieden«. Auf die Frage »Würden Sie wieder einen Vergebungsprozess machen?« wäre die Antwort: »Auf jeden Fall, und ich empfehle es allen meinen Freunden und Partnern.«

Je öfter die Seele somit sieht und versteht, dass wir in Resonanz mit ihr sind, desto mehr traut sie sich mit ihren Ideen aus der Ecke heraus Richtung Bühne. Und wenn die Seele auf der Bühne angekommen ist, alle anderen Partner wie unser Herz, der Geist, das Ego, das Innere Kind, unser Körper ebenfalls in ihrer Rolle authentisch sein dürfen, dann beginnt ein wunderbares Konzert des Lebens.

**Der Geist:** Unser Geist kennt unser bisheriges Leben, und vielleicht liegen hinter diesem Leben, tiefer verborgen, quasi wie im Innern einer Goldmine, auch noch andere, alte, vorherige Leben. Damit verbunden können Enttäuschungen, Verurteilungen und Missverständnisse sein. Diese laden dazu ein, näher hinzusehen, die Dinge anzupacken, zu klären, bis diese schließlich bei der Vergebung zu kleinsten Stückchen von Gold werden.

Jedes kleine Stück für sich ist bereits wertvoll, und am Ende eines Monats oder eines Jahres lässt sich daraus – um im Bild zu bleiben – ein ganzer Goldbarren gießen. Sein Wert ist innerer Frieden.

**Das Herz:** Das Herz ist die Quelle, die jegliche Vergebung überhaupt mit Energie versorgt. Eine Vergebung müssen wir fühlen können, nicht denken. Hier zeigt sich wieder einmal, dass unser Herz der wirkliche Chef ist und nicht der »Kopf« beziehungsweise der Geist.

**Das Ego:** Je mehr Vergebungen wir durchführen, desto entspannter wird unser Ego. Es erkennt den Mehrwert der Vergebung. Es darf sich einfach hingeben und Dinge geschehen lassen. Und: Es profitiert am Ende sogar wieder einmal durch eine weitere Portion Kraft und Zuversicht.

**Das Innere Kind:** Es spielt bei den meisten Vergebungsprozessen eine zentrale Rolle. Das Innere Kind mit seinen oftmals vielen Wunden kann heilen, wenn alles ausgesprochen ist. Immer wieder führe ich Vergebungsprozesse durch, rund um Geschehnisse meiner Kindheit. Direkt danach verbessert sich mein emotionaler und oft auch körperlicher Zustand. Mit jeder Vergebung fasst unser Inneres Kind noch mehr Vertrauen ins Leben und noch mehr Zuversicht, dass alles gut wird.

Sind unsere inneren Partner versorgt, haben sich gegenseitig vergeben und sind zufrieden, gilt es, den Horizont zu erweitern und die Beziehungen zu anderen Menschen in unserem Leben zu klären, aufzulösen und Missstände zu vergeben. Klären bedeutet dabei auch zu erkennen, welchen Anteil wir an der Krisensituation hatten.

Die wichtigsten Menschen dabei sind natürlich unsere Eltern. Mutter und Vater waren die Keyplayer, als wir klein waren. An ihnen haben wir uns orientiert. Bevor Sie sich aber der womöglich nicht vorhandenen Anerkennung seitens der Eltern, körperlichen Schmerzen, erfahrener Ignoranz und vielem mehr stellen, machen Sie eine Pause und ziehen Sie die Handbremse. Stopp! Denken Sie daran: Unsere Eltern haben es so gut gemacht, wie sie es konnten. Hätten sie es besser gewusst, sicher hätten sie es besser, vielleicht sogar sehr gut gemacht. Unsere Eltern sind selbst das Produkt ihrer Erziehung, ihrer Erfahrungen und ihrer ungeklärten Baustellen.

Gehen Sie daher die Beziehung zu Ihren Eltern liebevoll an. In Gesprächen sagen mir Menschen häufig: »Heute habe ich ein prima Verhältnis zu meinen Eltern, es ist heute alles okay.« Den zweiten Teil des Satzes sagen sie nicht – »… aber früher sah es ganz anders aus.« Das jedoch ist die entscheidende Zeit gewesen, in der die Verletzungen geschahen, die in uns abgespeichert und nicht vergeben sind.

Genau dies aber sollte das Ziel sein. Frieden mit beiden Elternteilen zu schließen öffnet das Tor zur Freiheit. Es sind kleine Etappen bis dahin; hier eine Vergebung, dort eine Vergebung. Der Prozess kann lange dauern, sich über Jahre hinziehen, aber er lohnt sich. Sie brauchen Ihre Eltern dazu nicht persönlich, vielleicht sind sie bereits gestorben. Schön ist es natürlich, wenn beide noch leben. Sie können dann gemeinsam die Veränderungen erfahren.

Dicht gefolgt nach den Eltern kommen die ehemaligen Verbindungen wie Exfrau oder Exmann, Exfreundin und oder Exfreund, aber auch Exchefin und oder Exchef. Auch dies sind sehr lohnende Prozesse, bei denen am Ende ein kraftgebender Frieden steht.

*Wichtig:* Es geht nie um Schuld. Es geht immer nur darum, die Verletzung oder Verstrickung anzusehen, sie noch einmal gedanklich und emotional zu leben und im Idealfall zu vergeben. So einfach es klingt, kann es auch sein. Überwinden Sie nur den ersten großen emotionalen Widerstand.

Vergebung ist am Ende des Tages eine Brücke zum Frieden in uns und mit den Menschen um uns herum. Vergebung macht den Weg frei für ein neues Leben. Wie aber soll dieses aussehen? Was gibt es für Ziele und Wünsche – in naher Zukunft und vielleicht auch in ganz entfernter Zukunft?

Ich habe für mich in diesem Zusammenhang das Mind-Mapping entdeckt. Die Übung ist ein wunderbares Werkzeug, um die Welt in sich selbst sowie den zukünftigen Lebensweg jenseits des Egos zu visualisieren.

## »Lebens-Mindmap«-Übung

Nehmen Sie ein paar Buntstifte zur Hand und einen Zeichenblock, idealerweise in der Größe A3.

Suchen Sie sich einen Ort der Stille und atmen Sie gleichmäßig in den Bauch ein und wieder aus, um so in einen meditativen Zustand zu gelangen.

Richten Sie Ihren Blick in die Ferne. Das Ziel ist die Zukunft, die nächsten Jahre. Stellen Sie sich Fragen wie: »Was wünsche ich mir?«, »Was macht mich glücklich?«, »Woran habe ich Spaß?« etc.

Aus der Stille heraus erscheinen Bilder zum beruflichen Weg, zur Partnerschaft, zum täglichen Leben, zur Wohnsituation und vieles mehr. Jedes Thema kommt auf das Papier – als kleine oder größere Zeichnung, als Wort in Klein- oder Großbuchstaben. Sie sind der Künstler, Sie entscheiden. Alles ist möglich, alles ist erlaubt.

Wichtig ist nur, dass Sie nicht »verkopfen«. Haben Sie Geduld mit sich und setzen Sie sich keinem Perfektionsanspruch aus. Es geht nicht darum, in wenigen Minuten etwas zu schaffen. Viel besser ist, wenn die Mind-Map Sie einige Tage begleitet und dann ein farbiges Bild Ihrer Zukunft entstanden ist. Seien Sie gespannt, was aus Ihrem Unterbewusstsein alles fließt. Dort sitzt eine große Quelle und wird Sie leiten.

---

Die neue Lebens-Mindmap ist der Orientierungsrahmen für die Zukunft. Für ein Leben im Einklang und mit viel Freude. So war es zumindest bei mir der Fall ...

**Rüstzeug für die Nachbereitung:**
- Nehmen Sie sich einmal die Woche zwei bis drei Stunden Zeit für das Vergebungsritual. Je mehr Vergebungen Sie durchführen, desto mehr Energiereserven erschließen sich. Sie werden körperlich die Leichtigkeit fühlen können. Noch ein Tipp: Führen Sie für jedes Lebensjahr ein Ritual durch. Sie werden erstaunt sein, was vor allem in den ersten zehn Jahren alles passiert ist und was Sie noch mit sich herumtragen.
- Wenn Sie sich näher mit dem Vergebungsritual »Hooponopono« beschäftigen möchten, empfehle ich das Buch »Das Wunder der Vergebung« von Ulrich Duprée und Andrea Bruchacova.
- Gehen Sie los und kaufen Sie sich Buntstifte und einen Malblock. Kaufen Sie ein, wie es Ihre Eltern getan haben, bevor Sie in die erste Klasse kamen. Erlauben Sie sich die Freude kindlicher Malerei, auch für die Mind-Map.

# 14 Das Leben

Es ist nie zu spät, auf seinem bisherigen Lebensweg zu stoppen, innezuhalten, sich einmal umzublicken und dann doch einen anderen Weg einzuschlagen. Ein Weg, an dessen Rand Spaß und Zufriedenheit ebenso vorzufinden sind wie der Einklang mit sich selbst. Die Verhandlungen mit seinen inneren Partnern sowie Vergebungen räumen auch den letzten großen Stein beiseite, der diesen Weg bislang versperrt hat. Und die Lebensfreude, die sich mit jedem Schritt auf diesem Weg im Körper weiter ausbreitet, bedeutet ein hohes Maß an Lebensqualität. Darum versuche ich, in meinem heutigen Alltag immer wieder die Routine des Berufs – der lässt sich leider nicht komplett vermeiden – zu durchbrechen, und sorge für Auszeiten.

Selbst habe ich mir beispielsweise im Anbau unseres Wohnhaus, seit Ende 2012 lebe ich mit Annette zusammen, ein kleines Atelier für Holzarbeiten von circa 60 Quadratmetern eingerichtet. Dorthin ziehe ich mich etwa zweimal in der Woche zurück und fertige farbenfrohe Holzengel. Die kleinen Engel, ich nenne sie liebevoll Seelenengel und Lebensbegleiter, unterstützen als Unikat für einen Menschen seinen Weg und seinen Kontakt zu seiner Seele. Wann immer ich dort im Atelier sitze und mit meinen Händen etwas gestalte, bin ich in Kontakt mit mir. Bilder in meinem Inneren zeigen sich. Ich bin in diesen Momenten ganz eng mit meiner Seele verbunden, und es dauert nur Sekunden, bis sich das Herz, der Geist und selbst das Ego dazugesellen. Der Körper ist ganz entspannt. Das ist ein schönes Resultat der Verhandlungen. Nichts steht mehr zwischen uns. Während meiner Holzarbeiten höre ich immer Radio, häufig und gerne deutsche Sender. Und nicht selten passen die Liedtexte genau zu meinen gedanklichen Bildern, oder aber neue Bilder entstehen. Dies sind für mich Botschaften.

Im Holzatelier fühle ich mich noch einmal ganz besonders mit mir verbunden und im Einklang. Und jeder Mensch kennt diese Momente oder Orte, in denen und an denen er sich mit sich selbst stark verbunden fühlt. Sei es beim Klavierspielen, beim Gedichteschreiben, beim Laufen, beim Musikhören – unsere Seele zeigt sich in so vielen Momenten, hilft uns, den Schalter in uns umzulegen, sodass sich gute Laune ausbreiten kann.

Ich habe eine kleine Übung entwickelt, die genau dieses zum Ziel hat:

## »Gute-Laune-Umschalterliste«- Übung

Nehmen Sie sich fünfzehn Minuten Zeit für die Basisarbeit. Dies bedeutet, dass Sie sich fünf Situationen aus Ihrem Leben aussuchen, in denen Sie sich sehr gut gefühlt haben. Erinnern Sie sich intensiv an jede dieser Situation und fühlen Sie sich in diese hinein. Wie war es damals? Was hat diesen Moment so schön gemacht?

Sie hängen diese fünf Rückblicke aneinander wie fünf Perlen auf einer Schnur. Wenn Sie nun eines dieser Erlebnisse abrufen, schüttet der Körper dieselben Glückshormone aus wie damals. Und damit nicht genug, denn wenn Sie gedanklich gleich den nächsten Wohlfühl-Augenblick folgen lassen, wird das Glücksgefühl noch größer und intensiver. Automatisch legt sich ein leichtes Lächeln über Ihr Gesicht, und Sie fühlen sich glücklicher.

---

Und noch etwas: Das Leben ist nicht planbar. Und das ist auch sehr gut, denn das Ungewisse und Unvorhergesehene lenkt den Blick auf anderes, was man bislang übersehen hat. Oftmals sind es die Kleinigkeiten, bei denen es sich lohnt, genauer hinzusehen und hinzuhören. Daher zum Abschluss noch eine Anmerkung: Sie erinnern sich an die Champagnerflasche, die mir ein ehemaliger Kunde schickte und die bei mir für Verdutzen sorgte und letztendlich mein Umdenken in Richtung Operation stark unterstützte? Dreimal dürfen Sie raten, wie der Absender, der ehemalige Kunde hieß: Es war die Firma Dr. Schnell. Das ist magisch, oder?

**Ein letztes Rüstzeug für Ihren weiteren Lebensweg:**
- Finden Sie heraus, wann Sie sich mit sich verbunden fühlen, und planen Sie diese Momente in Ihr tägliches Leben ein.

- Erstellen Sie eine letzte, ganz praktische Liste in Ihrem Logbuch mit den Dingen, die Ihnen richtig Spaß machen, bei denen Ihnen das Herz aufgeht, bei denen Sie alles um sich herum vergessen und ein Lachen Ihr Gesicht zum Strahlen bringt.
- Der Sprung heraus aus der Routine und rein in die Veränderung ist die größte Herausforderung, die es zu meistern gilt. Jetzt ist der Moment, in dem Sie vielleicht eine Inventur machen in Ihrem mittlerweile bestimmt dicken Logbuch. Seien Sie stolz auf alles, was Sie schon in Bewegung gebracht haben.

# Bei dem Wort »Krebs«...

... denken vielleicht immer noch acht von zehn Menschen an eine todbringende Krankheit. Ich aber gehöre nicht mehr dazu. Ganz im Gegenteil: Rückblickend würde ich sogar sagen, so paradox es auch klingen mag, dass der Tumor, Lucky, fast schon ein Glücksfall für mich war. Führte ich vorher ein Dasein als Funktionierer, Perfektionierer, immer auf der Suche nach Anerkennung, bin ich heute ein Finder auf dem Weg zu mir und zu meinem Herzen. Meine Lebensqualität hat sich verändert, wurde bereichert um eine größere Bandbreite an gelebten Emotionen. Mein Leben findet viel mehr im Hier und Jetzt statt, mehr als jemals zuvor – und all dies verdanke ich Lucky.

Ich weiß, dass sich dies wirklich verrückt anhören mag und dass man es gewiss nicht verallgemeinern kann, darf und sollte. Das möchte ich auch nicht. Jede Krebserkrankung ist so individuell wie der Mensch, der die Diagnose erhält. Aber: Wenn ich es geschafft habe, Sie mit diesem Buch neugierig zu machen, sich auf den Weg zu sich selbst zu begeben und einfach einmal abseits des sonst Möglichen zu denken und zu handeln, dann habe ich mein Ziel fast schon erreicht. Suchen Sie keinen Guru oder den allwissenden Problemlöser, suchen Sie den Weg zu sich selbst und machen Sie sich auf diesen Weg. Alle Antworten sind in Ihnen.

Durch meine Diagnose haben sich mir viele Klärungsmöglichkeiten aufgetan, die Verhandlungen mit meinem Herzen, meiner Seele, meinem Geist, meinem Körper und meinem Ego haben es geschafft, dass ich mich selbst für mich öffnete. Dafür bin ich sehr dankbar. Das Verhältnis zu mir selbst hat eine neue Qualität bekommen, und auch das Verhältnis zu meinen Eltern ist viel mehr als jemals zuvor geklärt. Dazu möchte ich noch anfügen: In der Zeit, während ich dieses Buch schrieb, ist mein Papa plötzlich verstorben. Ohne Lucky wären wir vielleicht mit offenen Posten auseinandergegangen. So aber gab es noch drei Wochen vor dem Tod meines Vaters einen schönen gemeinsamen Abend in unserem Lieblingsrestaurant. Auch dafür bin ich sehr dankbar.

Ich bin noch lange nicht am Ende meines Weges angekommen. Es gibt immer wieder etwas zu tun. Und das tue ich gern. Ich freue mich über jeden schweren Stein, den ich aus meinem Rucksack nehmen darf und mit dem ich mich beschäftige, um ihn dann irgendwann am Wegesrand abzulegen.

Und wenn Sie mich jetzt noch fragen, wie es sich eigentlich ohne Lucky so lebt – ich kann nur sagen: *lucky*.

Danke, liebes Leben.

# Dank

Viele Menschen begleiten uns auf unserem Weg. Aber wann haben wir uns das letzte Mal dafür bedankt, bei diesen Menschen im Speziellen und dem Umstand im Allgemeinen? Dabei ist Dankbarkeit der Hebel für die Fülle und Lebensfreude in unserem Leben. Umso mehr ist es mir an dieser Stelle ein Herzensanliegen, »DANKE« zu sagen.

Vielen Dank, Mama, vielen Dank, Papa. Ihr beide habt mir das Leben geschenkt und mich meinen Lebensweg gehen lassen.

Vielen Dank an meine Partnerin Annette. Du hast mir liebevoll bei diesem für mich anstrengenden Projekt geholfen, mir viel abgenommen und warst immer für mich da und an meiner Seite.

Vielen Dank, Sammy und Lady. Ohne euch beide hätte ich den Lebenswillen abgegeben und wäre gegangen. Ihr seid die besten Hunde der Welt.

Vielen Dank an Tina, Bernd, Helga, Valerie, Iris, Werner, Roswitha, Kai, Michael, Wivica, Melanie, Uwe, Andrea,

Franziska, Nicole, Stephan, Ioana, Armin. Alle habt ihr mit eurem Wissen, eurer Zeit, eurem Verständnis und eurem Mitgefühl, ein jeder auf seine individuelle Weise, meinen Weg begleitet. Danke von Herzen!

Vielen Dank an Ingrid Finger. Und vielen Dank an Clemens Kuby und Robert Betz für die Inspirationen und Denkanstöße.

Mein allergrößter Dank gilt natürlich auch Prof. Dr. Schmelz und dem gesamten Team vom Bundeswehrkrankenhaus Koblenz. Ebenso sage ich »danke« zu Dr. Demut sowie Dr. Kilian, der Lucky entdeckte.

Vielen Dank an das Team vom Kailash Verlag.

Und: Vielen Dank auch an die beiden Rinderdamen Emma und Kim. Ihr habt bei mir eine Station für ein Leben in Frieden und Freiheit gefunden. Euch zuzusehen erschafft in mir tiefen Frieden. Schön, dass euer Weg hierherführte.

Euer Uwe

P.S.: Wer mehr über mich und meine Arbeit erfahren möchte, kann mich auf meinen Websites www.uwekapfer.com oder www.meinholzengel.de besuchen.

# Sei nachsichtig mit dir selbst!

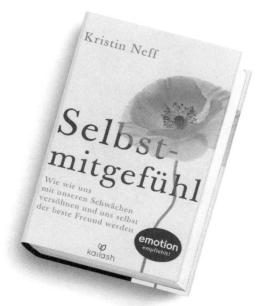

384 Seiten. ISBN 978-3-424-63055-8

Je mehr wir unser Selbstwertgefühl von Erfolgen abhängig machen, umso verletzbarer werden wir. Es gibt einen heilsamen Weg aus der Falle der Selbstkritik: Selbstmitgefühl. Kristin Neff lehrt, Herausforderungen mit einem klugen, akzeptierenden Herzen zu bewältigen. Wir schließen Freundschaft mit dem wichtigsten Menschen in unserem Leben: uns selbst.

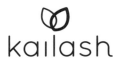

Überall, wo es Bücher gibt, und unter www.kailash-verlag.de

# In jedem Kind verbirgt sich »der Funke«

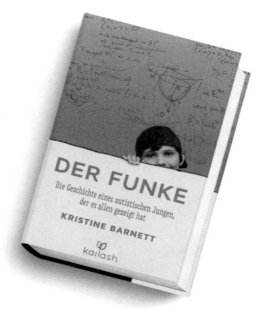

320 Seiten. ISBN 978-3-424-63069-5

Kristines Sohn Jacob hat einen höheren IQ als Einstein – und er ist Autist. »Der Funke« erzählt die Geschichte einer Mutter, die darum kämpft, ihrem Sohn ein normales, glückliches Leben zu ermöglichen, indem sie ihn ermutigt, sich auf das zu konzentrieren, was er liebt, statt auf das, was ihn hindert. Mit Liebe erwecken wir das Potenzial in jedem Kind.

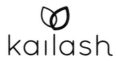

Überall, wo es Bücher gibt, und unter www.kailash-verlag.de